Pinkal Patel
Vasudha Sodani
Anvi Shah

# Exodontia pediátrica

Pinkal Patel
Vasudha Sodani
Anvi Shah

# Exodontia pediátrica

ScienciaScripts

**Imprint**



Cover image: www.ingimage.com

This book is a translation from the original published under ISBN 978-620-8-01309-7.

Publisher:
Sciencia Scripts
is a trademark of
Dodo Books Indian Ocean Ltd. and OmniScriptum S.R.L publishing group

120 High Road, East Finchley, London, N2 9ED, United Kingdom
Str. Armeneasca 28/1, office 1, Chisinau MD-2012, Republic of Moldova, Europe
Printed at: see last page
**ISBN: 978-620-8-12125-9**

# Índice

# LISTA DE ABREVIATURAS

| Sr. No. | Abbreviation |
|---|---|
| 1 | EMLA -eutectic mixture of local anesthesia containing lidocaine and prilocaine |
| 2 | IANB -Inferior alveolar nerve block |
| 3 | LA -Local anesthesia |
| 4 | ASA -Anterior superior alveolar |
| 5 | MSA -Middle superior alveolar |
| 6 | PSA -Posterior superior alveolar |
| 7 | mg -milligram |
| 8 | ml -milliliter |
| 9 | kg -kilogram |
| 10 | cm -centimeter |
| 11 | in -inch |

# Introdução

***"Esse é o grande paradoxo de viver nesta terra, que no meio de uma grande dor podes ter também uma grande alegria. Se não tivéssemos essas coisas, ficaríamos apenas entorpecidos."***

***-Kathy Mattea***

A exodontia é a remoção do dente do seu alvéolo no osso alveolar com a ajuda de anestesia. É um procedimento difícil em si mesmo, uma vez que o cirurgião dentista tem de trabalhar numa cavidade oral, cujo acesso é restringido pelos lábios e bochechas do doente. Além disso, o movimento da língua e da mandíbula torna o procedimento problemático. Outro fator que complica o procedimento é a saliva. A cavidade oral comunica com a faringe, que por sua vez comunica com a laringe e o esófago, pelo que existe sempre um risco potencial de aspiração ou deglutição do dente extraído. Por isso, é de suma importância que a exodontia seja realizada de forma criteriosa e baseada em princípios cirúrgicos sólidos.

Para além da competência e das capacidades práticas do cirurgião dentista, a cooperação do doente também é a chave para uma extração de um dente sem incidentes. A cooperação do doente depende de vários factores, como a desinformação, os mitos, a ansiedade, a fobia da dor, as experiências anteriores de exodontia do doente e a confiança no operador. Um cirurgião dentista deve ter uma abordagem calma, paciente e tranquilizadora em relação ao doente para ganhar a sua confiança. Esta natureza empática do médico deve ser complementada com bons princípios de gestão do doente e de farmacocinética. Esta combinação ajuda a controlar a ansiedade e o medo do doente em relação ao procedimento.[1] A exodontia pediátrica é uma das experiências mais desafiantes e gratificantes da atualidade na prática da medicina dentária.[2] Os princípios gerais da exodontia permanecem os mesmos, quer sejam aplicados a adultos ou a crianças. No entanto, na criança, estamos a lidar com um organismo em desenvolvimento, tanto nos seus aspectos físicos como psicológicos. As técnicas, portanto, devem ser modificadas para se adaptarem às necessidades dos pacientes em crescimento. Alguns factores a ter em conta na cirurgia oral de crianças em relação aos adultos são

1) A cavidade oral é pequena e existe uma maior dificuldade de acesso ao campo operatório.
2) Os maxilares estão em processo de crescimento e desenvolvimento e a dentição está em contínuo estado de mudança, com a erupção e reabsorção dos dentes decíduos e a erupção dos dentes permanentes a ocorrerem em simultâneo. Qualquer interferência nos centros de crescimento da mandíbula ou a extração prematura dos dentes decíduos pode levar a malformações da mandíbula, dos dentes permanentes ou de ambos.
3) A estrutura óssea de uma criança contém uma maior percentagem de material orgânico, o que a torna mais maleável do que o osso do adulto e não tão suscetível de fraturar.[3]

**Hughes C (2001)**[4] sugeriu que, embora as extracções devido a cáries predominassem em geral, este não era o caso para todos os tipos de dentes. A sobre-retenção foi a razão mais comum para a perda do incisivo central inferior. Os caninos superiores e inferiores tinham a mesma probabilidade de serem perdidos por razões ortodônticas, enquanto a cárie era a causa mais comum de extração dos primeiros molares inferiores. A mobilidade e a sobre-retenção tinham quase a mesma probabilidade de ser a causa da extração de ambos os incisivos, embora houvesse diferenças entre as arcadas superior e inferior. **Maslak EE *et al* (2020)**5 sugeriram que a principal razão para a extração de dentes decíduos em crianças com idades compreendidas entre 1 e 14 anos foram as sequelas de cárie (69,2%), seguidas de perturbações na erupção dos dentes permanentes (30,0%). A maioria dos dentes decíduos foi extraída em crianças de 6 a 9 anos de idade. O tipo de dentes mais frequentemente extraído devido a sequelas de cárie foram os molares, devido a perturbações na erupção dos dentes permanentes - os incisivos. Entre os dentes decíduos que foram extraídos devido a sequelas de cárie, os dentes previamente tratados ou não tratados ocorreram com igual frequência.[5] A maioria apresentava lesões de cárie em 2 ou mais superfícies, reabsorção radicular patológica e radiolucência alargada nas zonas periapicais e de furca. A perda de restaurações, fracturas, fugas marginais ou cáries secundárias foram reveladas em 86,8% dos dentes decíduos que foram extraídos após o insucesso do tratamento da pulpite. A realização de exames dentários regulares, a deteção e o tratamento de lesões de cárie precoces e a melhoria da qualidade das restaurações são necessários para a prevenção da extração prematura de dentes decíduos em crianças.[5]

A exodontia pediátrica é diferente e mais desafiante devido aos desafios comportamentais dos pacientes pediátricos. Assim, o objetivo desta dissertação bibliográfica é compreender os requisitos da extração em crianças, utilizando uma técnica adequada com o mínimo de trauma para os tecidos de revestimento, de modo a que a ferida cicatrize sem problemas.

## História

A ideia de como as extracções eram feitas no século XI é perturbadora. O operador costumava segurar a cabeça do paciente entre os joelhos, o tecido mole era cortado com um bisturi afiado e o dente era arrancado numa única direção. Muitas vezes, a ferida era cauterizada com um ferro em brasa e era prescrito um elixir bucal repelente.[6] Historicamente, as extracções dentárias eram realizadas como tratamento profilático e terapêutico para uma variedade de doenças. Antes da descoberta dos antibióticos, a exodontia era o tratamento preferido.[7] Nessa altura, a medicina dentária não era uma profissão separada e eram sobretudo os barbeiros que extraíam os dentes, popularmente conhecidos como "cirurgiões-barbeiros". Costumavam pendurar filas de dentes podres à porta das suas lojas para publicitar os seus serviços de extração de dentes.[7] No que diz respeito à história da Índia, a descrição dos instrumentos cirúrgicos deve ser atribuída a Sushruta. Destaca dois tipos de instrumentos: o "Yantra ou rombo" e o "Shastra ou afiado". Entre a categoria yantra, descreve o "dantasanka", um forcado especial para extração de dentes.[8]

## AVALIAÇÃO DO FÓRCEPS

### Século XVII a.C.

Pode presumir-se que as extracções eram realizadas tendo em conta as gravuras proeminentes de pinças nas paredes das grutas egípcias no trabalho do Papiro de Edwin Smith.[9] (Figura 1)

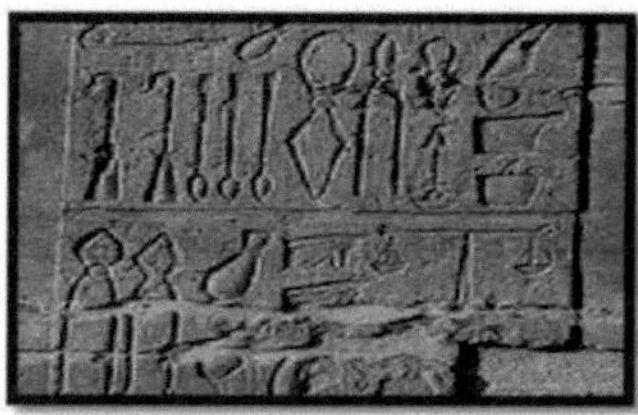

**Figura 1: Instrumentos médicos antigos numa inscrição no Templo de Kom Ombo, Egito, período ptolemaico**

**Século V a.C.**

Hipócrates referiu que os fórceps dentários foram descobertos na Grécia. Estas pinças eram feitas de ferro e chamavam-se 'Odontagra'.[9] (Figura 2)

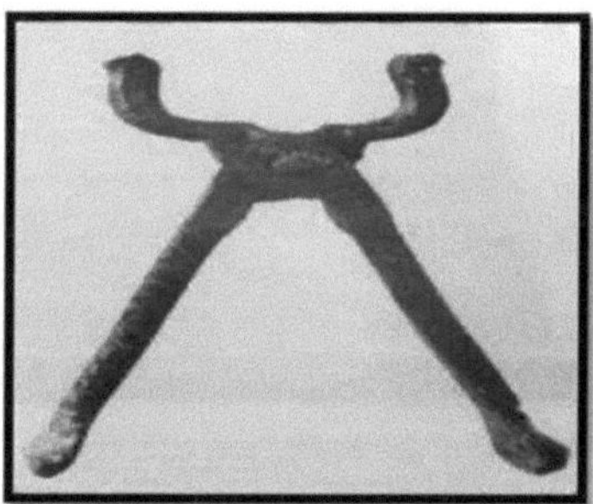

**Figura 2: Odontagra**

**Século XIV**

Guy de Chauliac (Figura 3) inventou os pelicanos para a extração dentária. O seu nome deriva da semelhança com a forma do bico da ave. O desenho inicial do pelicano mostrava uma haste reta, um suporte em forma de roda e uma única garra presa à haste por um rebite.[5] (Figura 4)

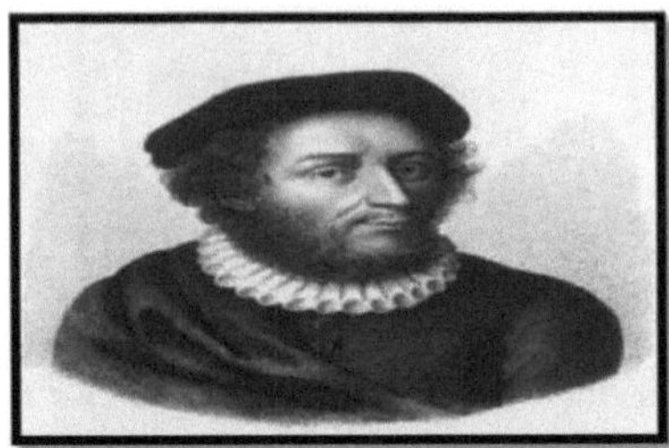

**Figura 3: Guy de Chaulic**

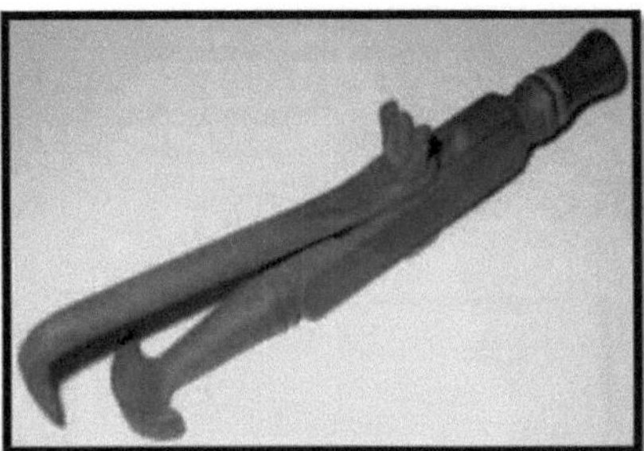

**Figura 4: Dental Pelican**

**Século XVI**

Pierre Fauchard (Figura 5), o "pai da medicina dentária moderna", modificou o pelicano com dimensões adequadas e aconselhou a posição do doente e do operador. A sua pelicano tinha um gancho duplo e segurava o dente com firmeza, após o que se procedia à "sacudidela" do dente para conseguir a extração.[10] (Figura 6)

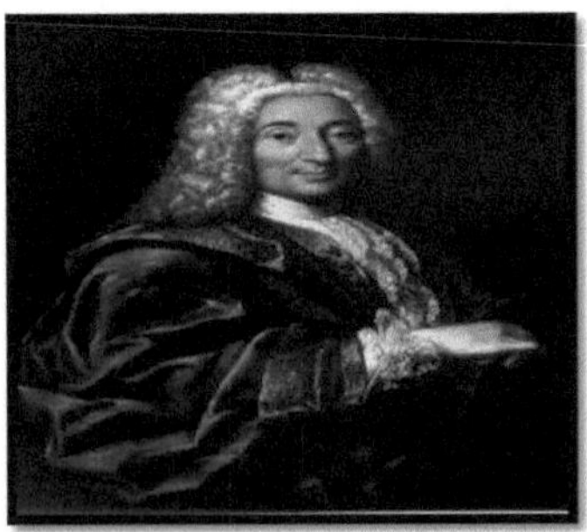

Figura 5: Pierre Fauchard

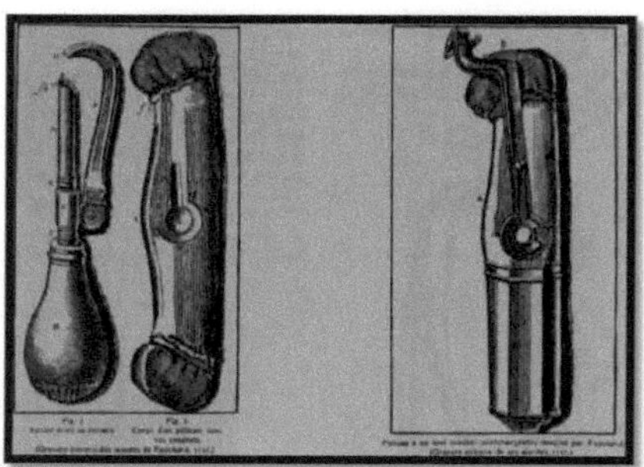

**Figura 6: Pelicano de gancho duplo modificado**

## Século XVIII

A chave dentária (também conhecida por Clef de Garengeot, chave de fothergill) (Figura 7), um instrumento com o modelo de uma porta, era popular. Primeiro era introduzido horizontalmente na boca, depois a sua garra era apertada sobre o dente a extrair. Uma vez fixado, eram efectuados movimentos de rotação para soltar o dente. (Figura 8) Foi continuamente modificado para obter melhores resultados; no entanto, a sua utilização estava frequentemente associada a complicações.[6]

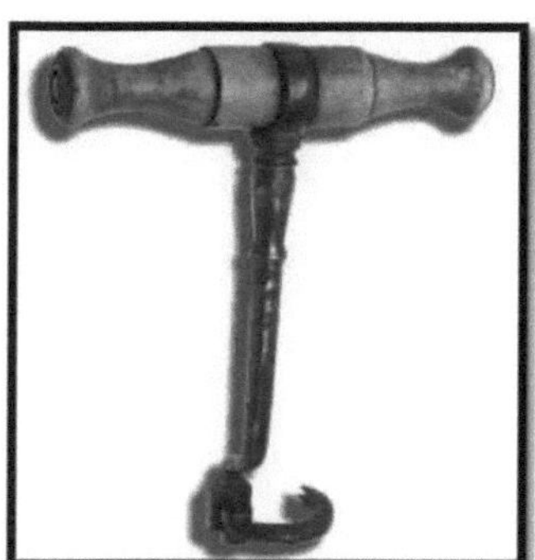

**Figura 7: Chave dentária**

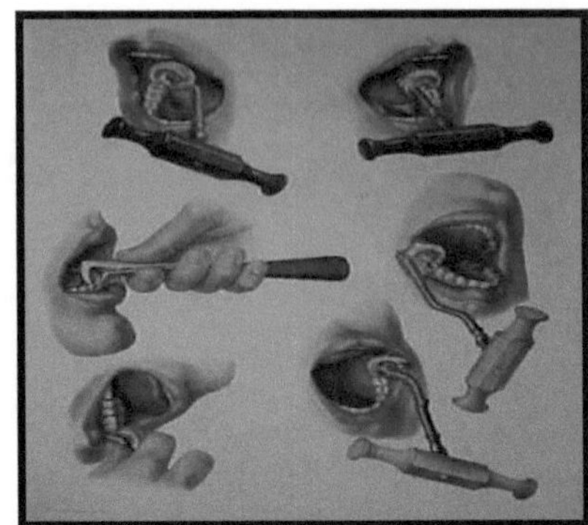

**Figura 8: A utilização da chave dentária para extrair dentes**

**Século XIX**

No final do século XIX, a introdução dos fórceps modernos foi popularizada, nomeadamente por Sir John Tomes (Figura 9), tornando a chave dentária obsoleta.[9]

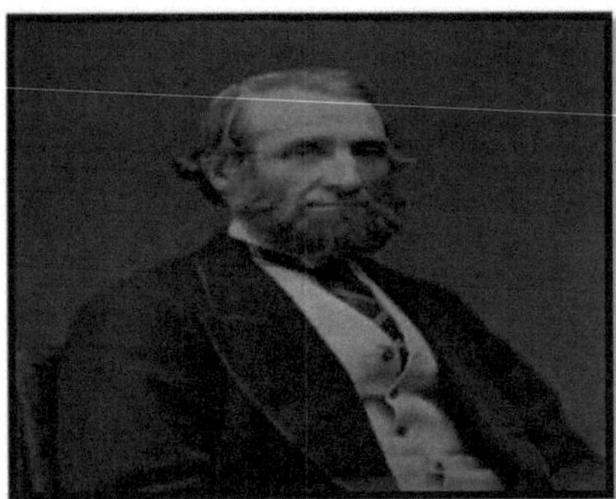

**Figura 9: John Tomes**

## Indicações e contra-indicações da extração

**Indicações[11] :**

1. Dentes irremediavelmente cariados e não restauráveis.

2. Quando os dentes decíduos interferem com a erupção normal e o alinhamento dos seus sucessores permanentes.

   - Reabsorção inadequada da raiz causando deflexão do dente em erupção, encontrada principalmente nos dentes anteriores inferiores.
   - Reabsorção irregular das raízes dos molares, sendo uma raiz reabsorvida mais lentamente do que as outras.
   - Retenção de dentes decíduos quando um dente permanente está presente e em posição normal para erupcionar.

3. Quando existe uma abertura do seio através da membrana mucoperiosteal que cobre a raiz.

4. Quando a radiografia mostra a evidência de patose periapical com um prognóstico muito mau.

5. Quando a raiz é fracturada em consequência de um traumatismo, com subsequente desenvolvimento de infeção.

6. Quando os dentes supranumerários rudimentares (por exemplo, mesiodens) são encontrados na radiografia impedindo a erupção dos dentes permanentes ou causando o seu desalinhamento.[11]

**Contra-indicações[11] :**

Existem duas contra-indicações absolutas para as extracções:

- Hemangioma
- Arteriovenuos (malformação central)

Nestes casos, podem ser feitas extracções com elástico. Amarra-se um elástico à volta do dente e este sai lentamente da cavidade bucal.[11]

**As contra-indicações relativas são:**

1. **Local**

a) As infecções agudas, como a estomatite, a infeção de Vincent e a estomatite herpética, devem ser eliminadas antes de se efetuar uma extração, porque se a virulência ou o número de organismos for elevado, pode resultar em bacteriemia no hospedeiro.

- A exceção a esta condição é o abcesso dentoalveolar agudo com celulite, que requer extração imediata.
- O abcesso dentoalveolar deve ser tratado com medicação antibiótica pré-operatória e pós-operatória.

b) A malignidade contra-indica a extração, uma vez que o trauma aumenta a velocidade de crescimento e disseminação dos tumores.

2. **Sistémico**

a) As infecções sistémicas agudas da infância contra-indicam as extracções para uma criança devido à diminuição da resistência do organismo.

- Uma vez que as discrasias sanguíneas tornam o doente suscetível a infecções e hemorragias pós-operatórias, as extracções devem ser realizadas após consulta adequada com um hematologista.

b) As doenças cardíacas reumáticas agudas ou crónicas, as doenças cardíacas congénitas e as doenças renais requerem uma cobertura antibiótica adequada e a consulta de um médico.

c) A diabetes mellitus é outra contraindicação. A criança diabética deve manter a sua dieta na mesma composição qualitativa e quantitativa após uma extração. Consulta o médico antes de iniciares o procedimento.

- Muitas destas contra-indicações são relativas e podem ser ultrapassadas com precauções especiais e pré-medicação.

## Anestesia local

A prevenção da dor em odontopediatria é crucial para que a criança tenha uma experiência positiva durante a visita ao dentista, criando confiança e cooperação e tornando as visitas futuras agradáveis. Um dos principais métodos de prevenção da dor é a administração de anestesia local.[12,13]

A anestesia local é a perda temporária da sensibilidade, incluindo a dor numa parte do corpo, produzida por um agente aplicado topicamente ou injetado, sem deprimir o nível de consciência. Os anestésicos locais actuam no interior das fibras neurais para inibir o influxo iónico de sódio para o impulso dos neurónios.[14,15]

O dentista pediátrico deve estar ciente da dosagem adequada (com base no peso) para minimizar a possibilidade de toxicidade e a duração prolongada da anestesia, que pode levar a traumas acidentais nos lábios, na língua ou nos tecidos moles.[16] O conhecimento da anatomia macroscópica e neuroanatómica da cabeça e do pescoço permite a colocação correta da solução anestésica e ajuda a minimizar as complicações. O conhecimento do historial médico do doente é obrigatório para diminuir o risco de agravamento de uma condição médica durante a prestação de cuidados dentários. A consulta médica deve ser obtida sempre que necessário.[15,16]

### Mecanismo de ação da anestesia local:

A principal ação dos anestésicos locais na produção de um bloqueio de condução é a diminuição da permeabilidade dos canais iónicos aos iões sódio ($Na^+$). Os anestésicos locais inibem seletivamente o pico de permeabilidade do sódio, cujo valor é normalmente cerca de cinco a seis vezes maior que o mínimo necessário para a condução do impulso.[15]

Os anestésicos locais reduzem esse fator de segurança, diminuindo tanto a taxa de aumento do potencial de ação quanto sua velocidade de condução. Quando o fator de segurança cai abaixo da unidade, a condução falha e ocorre o bloqueio nervoso. Os anestésicos locais produzem uma diminuição muito ligeira, praticamente insignificante, da condutância do potássio ($K^+$ ) através da membrana nervosa. Pensa-se que os iões de cálcio ($Ca+^2$ ), que existem na forma ligada dentro da membrana celular, exercem um papel regulador no movimento dos iões de sódio através da membrana nervosa. A libertação de iões de cálcio ligados a partir do local recetor do canal iónico pode ser o principal fator responsável pelo aumento da permeabilidade ao sódio da membrana nervosa. Isto representa o primeiro passo na despolarização da membrana nervosa. As moléculas de anestésico local podem atuar através de um antagonismo competitivo com o cálcio para algum local da membrana nervosa.[17]

**Agentes anestésicos locais:**

Estão disponíveis vários agentes anestésicos locais para aliviar a dor durante o procedimento dentário. Os anestésicos locais mais utilizados em odontopediatria são os agentes do tipo amida. O Cloridrato de Lidocaína (HCl) 2% com epinefrina 1:1,00,000 é preferido devido às suas caraterísticas pouco alergénicas e à sua maior potência em concentrações mais baixas.[18] Os vasoconstritores são utilizados para contrair os vasos sanguíneos, contrariar os efeitos vasodilatadores do anestésico local, prolongar a sua duração, reduzir a absorção sistémica e a toxicidade, e proporcionar um campo sem sangue para os procedimentos cirúrgicos.[18,19] O uso do vasoconstritor permite que a dose total máxima do agente anestésico seja aumentada em cerca de 40%.[20,21] Muitos agentes têm sido utilizados como vasoconstritores com anestésicos locais. Mas nenhum deles provou ser tão eficaz clinicamente como a epinefrina.[20]

No entanto, a epinefrina está contra-indicada em doentes com hipertiroidismo. A dose deve ser reduzida ao mínimo em doentes a receber antidepressivos tricíclicos, uma vez que podem ocorrer disritmias.[16] A levonordefrina e a norepinefrina são absolutamente contra-indicadas nestes doentes. Os doentes com doença cardiovascular significativa, disfunção da tiroide, diabetes ou sensibilidade ao sulfito e os que estão a receber inibidores da monoamina oxidase, antidepressivos tricíclicos ou fenotiazinas podem necessitar de uma consulta médica para determinar a necessidade de um anestésico local sem vasoconstritor.[16,22]

Um anestésico local de ação prolongada (por exemplo, bupivacaína) não é recomendado para crianças ou doentes com deficiências físicas ou mentais devido ao seu efeito prolongado, que aumenta o risco de lesão dos tecidos moles. Foi afirmado que a articaína pode difundir-se através dos tecidos duros e moles a partir de uma infiltração bucal para proporcionar anestesia dos tecidos moles lingual ou palatal.[15]

## Cálculo da dose

Os anestésicos locais amídicos disponíveis para uso dentário incluem a lidocaína, a mepivacaína, a articaína, a prilocaína e a bupivacaína (Tabela 1). As contra-indicações absolutas para os anestésicos locais incluem uma alergia documentada ao anestésico local.[22] A verdadeira alergia a uma amida é extremamente rara. A alergia a uma amida não exclui a utilização de outra amida, mas a alergia a um éster exclui a utilização de outros ésteres.[23] Nos anestésicos locais que contêm epinefrina é utilizado um conservante de bissulfato. Para os doentes com alergia aos bissulfatos, está indicada a utilização de um anestésico local sem vasoconstritor.[22]

A dose máxima de lidocaína com vasoconstritores recomendada para crianças é de 7 mg/kg de peso corporal (Quadro 1) e de 4,4 mg/kg de peso corporal para a lidocaína sem vasoconstritores.[15,24] (Tabela 2)

Assim, para uma criança com 25 kg de peso, a dose máxima permitida de AL com epinefrina é de 7 × 25 = 175 mg de AL.

- Uma solução de lidocaína a 2% contém 2 g de lidocaína em 100 ml de solução.

  1 ml de solução tem 2/ 100 =0,02 gm ou 20 mg de AL.

  1 cartucho (1,8 ml) terá - 20 × 1,8 = 36 mg de AL

- Se um total de 175 mg puder ser administrado com segurança a uma criança de 25 kg, significa que 175/36 = 4,8 ou 5 cartuchos (1,8 ml) de lidocaína com adrenalina podem ser administrados com segurança.

**Tabela 1: - Duração e dosagem dos anestésicos locais injectáveis[16]**

| Anesthetic | Maxillary Infiltration (Duration in Minutes) | | Mandibular block (Duration in Minutes) | | Maximum Dosage | | Maximum Total Dose |
|---|---|---|---|---|---|---|---|
| | Pulp | Soft Tissue | Pulp | Soft Tissue | (mg/ kg) | (mg/ lb) | (mg) |
| **Lidocaine** | | | | | | | |
| 2% Plain | 5 | _ | 5-10 | _ | | | |
| 2%+1:50,000 epinephrine | 60 | 170 | 85 | 190 | 4.4 | 2 | 300 |
| 2%+1:1,00,000 epinephrine | 60 | 170 | 85 | 190 | | | |
| **Mepivacaine** | | | | | | | |
| 3% Plain | 25 | 90 | 40 | 165 | | | |
| 2%+1:1,00,000 epineprine | 60 | 170 | 85 | 190 | 4.4 | 2 | 300 |
| 2%+1:20,000 levonordefrin | 50 | 130 | 75 | 185 | | | |
| **Articaine** | | | | | | | |
| 4%+1:1,00,000 epinephrine | 60 | 190 | 90 | 230 | 7 | 3.2 | 500 |
| 4%+1:2,00,000 epinephrine | 45 | 180 | 60 | 240 | | | |
| **Prilocaine** | | | | | | | |
| 4% Plain | 20 | 105 | 55 | 190 | 6 | 2.7 | 400 |
| 4%+1:2,00,000 epinephrine | 40 | 140 | 60 | 220 | | | |
| Bupivacaine 0.5%+1:2,00,000 epinephrine | 40 | 340 | 240 | 440 | 1.3 | 0.6 | 90 |

**Tabela 2: Dose máxima - Lidocaína sem adrenalina**[25]

| Patient Weight (kg/lb) | mg | No. of cartidges |
|---|---|---|
| 10/23 | 44 | 1.2 |
| 15/34.5 | 66 | 1.8 |
| 20/46 | 88 | 2.4 |
| 25/57.5 | 100 | 2.7 |
| 30/69 | 132 | 3.6 |
| 40/92 | 176 | 4.8 |
| 50/115 | 220 | 6.1 |
| 60/138 | 264 | 7.3 |
| 70/161 | 300 | 8.3 |

**Regra dos 10:**

Administrar um bloqueio indolor do nervo alveolar inferior a uma criança em idade pré-escolar é uma das tarefas mais difíceis para um dentista. Tem-se discutido se se deve administrar uma infiltração local ou um bloqueio do nervo alveolar inferior para anestesiar os molares decíduos inferiores. A regra dos 10 é uma abordagem melhor para determinar qual a injeção apropriada.[25] Ao dente primário a anestesiar é atribuído um número de 1 a 5, de acordo com a sua localização na arcada dentária (incisivo central = 1, segundo molar = 5). Este número é adicionado à idade da criança (em anos), e se o número for igual ou inferior a 10, então uma infiltração é mais apropriada; se for superior a 10, então um bloqueio do nervo alveolar inferior é provavelmente mais eficaz. Esta abordagem simples funciona bem na maioria dos casos. O único caso em que a regra seria contra-indicada é quando a dentisteria de quadrante envolve o tratamento pulpar do primeiro e do segundo molar. Neste caso, a infiltração local pode não proporcionar uma profundidade suficiente de analgesia pulpar e seria preferível um bloqueio mandibular.

**Anestesia tópica:**

O principal objetivo da aplicação de um agente anestésico tópico é minimizar o desconforto causado durante a administração da anestesia local. É eficaz nos tecidos superficiais (até 2-3 mm de profundidade) para reduzir a penetração dolorosa da agulha na mucosa oral.[14,15] Os agentes anestésicos tópicos estão disponíveis nas formas de gel, líquido, pomada, adesivo e aerossol.

A duração do início da ação da lidocaína é de 3-5 minutos. Um estudo recente que comparou a eficácia de anestésicos tópicos comummente utilizados demonstrou a superioridade do creme EMLA a 5% (mistura eutéctica de anestésicos locais contendo lidocaína e prilocaína) em relação a todos os outros agentes anestésicos tópicos.[25] O anestésico tópico benzocaína é fabricado em concentrações até 20%; a lidocaína está disponível como solução ou pomada até 5% e como spray até uma concentração de 10%. No entanto, podem ocorrer reacções alérgicas localizadas após uma utilização prolongada ou repetida. A lidocaína tópica tem uma incidência excecionalmente baixa de reacções alérgicas, mas é absorvida sistemicamente e pode combinar-se com uma amida injectada.[26]

**Complicações da anestesia local:**

Existem inúmeras complicações potenciais associadas à administração de anestésicos locais. Estas complicações podem ser divididas entre as que ocorrem localmente na região da injeção e as que são sistémicas.

As Complicações Locais incluem:[15]

1. Dor à injeção
2. Quebra da agulha
3. Queimadura na injeção
4. Anestesia prolongada ou parestesia
5. Paralisia do nervo facial
6. Trismo
7. Lesões dos tecidos moles
8. Hematoma
9. Infeção
10. Edema
11. Descamação dos tecidos
12. Lesões intra-orais pós-anestésicas

As complicações sistémicas incluem:[24]

1. Síncope

2. Alergia

3. Interação medicamentosa

4. Idiossincrasia

5. Toxicidade devido a sobredosagem

6. Hepatite sérica

7. Dermatite ocupacional

8. Hiperventilação

9. Paragem respiratória

10. Paragem cardíaca

**Recomendações para reduzir as complicações da anestesia local:**[16]

1. Os médicos que utilizam qualquer tipo de anestésico local num doente pediátrico dentário devem ter formação, competências e disponibilidade de instalações, pessoal e equipamento adequados para gerir qualquer emergência razoavelmente previsível.

2. Deve ter-se o cuidado de assegurar a colocação correta da agulha durante a administração intra-oral de anestésicos locais. Os médicos devem aspirar antes de cada injeção e injetar lentamente.

3. Após uma injeção, o médico, o higienista ou o assistente devem permanecer junto do doente enquanto a anestesia começa a fazer efeito.

4. A anestesia residual dos tecidos moles deve ser minimizada em doentes pediátricos e com necessidades especiais de cuidados de saúde para diminuir o risco de lesões pós-operatórias auto-infligidas.

5. Os médicos devem aconselhar os doentes e os seus cuidadores relativamente às precauções comportamentais (por exemplo, não morder ou chupar o lábio/bochecha, não ingerir substâncias quentes) e à possibilidade de trauma dos tecidos moles enquanto a anestesia persistir. Colocar um rolo de algodão na prega mucobucal pode ajudar a evitar lesões, e lubrificar os lábios com vaselina ajuda a evitar a secura.

**Falhas na Anestesia Local:**[27, 28]

Muitos factores contribuem para o insucesso da anestesia local. Estes podem estar relacionados quer com o doente quer com o operador.

Os factores dependentes do operador são:

i) Escolha incorrecta da solução anestésica local

ii) Técnica incorrecta

Os factores dependentes do doente são:

i) Variações anatómicas

ii) Presença de infeção

iii) Factores psicogénicos (a ansiedade grave pode influenciar a perceção da dor).

**Anestesia local e infeção:**

Se for injetado um anestésico local numa zona de infeção, o seu aparecimento será retardado ou mesmo evitado. O processo inflamatório numa área de infeção baixa o pH do tecido extracelular do seu valor normal (7,4) para 5 ou menos. Este pH baixo inibe a ação do anestésico, uma vez que pouca da forma de base livre do anestésico pode passar para a bainha nervosa, impedindo a condução dos impulsos nervosos. A inserção de uma agulha num local ativo de infeção também pode levar a uma possível propagação da infeção.[24]

**Dispositivos de administração de anestesia local[29]**

Injeção a jato (Medjet-III)

Anestesia de um único dente

QuickSleeper [Sistema de Anestesia Intra-óssea controlado por computador]

**Dispositivos Vibrotácteis**

VibraJect

Vibração dentária

Accupal

**Anestesia Intra-óssea**

Ponta X

IntraFlow

Iontoforese

**Tratamento não farmacológico da dor local**

Analgesia a laser

Anestesia virtual

Dispositivo Buzzy

Crioanestesia

## TIPOS DE PROCEDIMENTOS DE INJECÇÃO[30]

1. **Bloqueio do nervo:** O agente anestésico é depositado perto do tronco nervoso principal

2. **Infiltração local:** Profusão do fármaco nas extremidades terminais dos ramos

3. **Bloqueio de campo:** Refere-se à colocação da solução em torno dos principais ramos terminais.

Para anestesiar os dentes mandibulares, prefere-se o bloqueio alveolar inferior ou mental, pois o osso é muito espesso. Mas com o advento de novos agentes como a articaína, consegue-se uma boa anestesia com a própria infiltração, uma vez que a articaína tem uma elevada capacidade de penetração óssea.[31]

## ANESTESIA DOS TECIDOS MAXILARES[30]

A. Infiltração

B. Bloqueio do nervo alveolar superior posterior

C. Bloqueio do nervo alveolar superior médio e anterior (bloqueio infra-orbital)

D. Bloqueio do nervo infra-orbital

E. Infiltração palatal

F. Bloqueio do nervo nasopalatino

G. Bloqueio do nervo palatino maior

**ANESTESIA DOS TECIDOS MANDIBULARES[30]**

A. Infiltração

B. Bloqueio do nervo alveolar inferior (BNAI)

C. Bloqueio do nervo mental

D. Lingual

E. Bucal

**OUTROS**

1. Injeção do ligamento periodontal

2. Injeção intra-pulpar

**Infiltração maxilar e mandibular[30]**

A penetração da agulha para o local de infiltração no aspeto labial é determinada por dois pontos de referência anatómicos, a prega mucobucal e a junção mucogengival (linha de

Sweet). O local de penetração da agulha é 2 a 3 mm apicalmente à junção mucogengival e a profundidade não é superior a 2 a 3 mm. Deposita cerca de 0,5 ml de solução. Na maxila, a agulha é penetrada palatalmente no local correspondente ao ápice da raiz, que se encontra aproximadamente na junção da porção horizontal e vertical do palato (Figura 10).

Na mandíbula (Figura 11), a solução é depositada no vestíbulo vestibular e lingual. A quantidade depositada é de cerca de 0,5 ml.

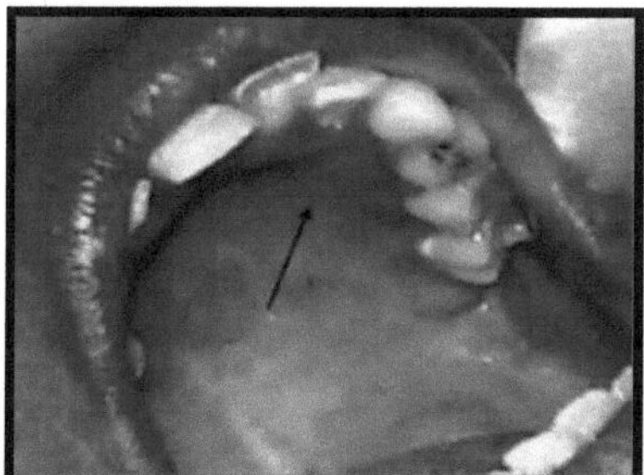

**Figura 10: Posição da agulha durante a infiltração palatina**

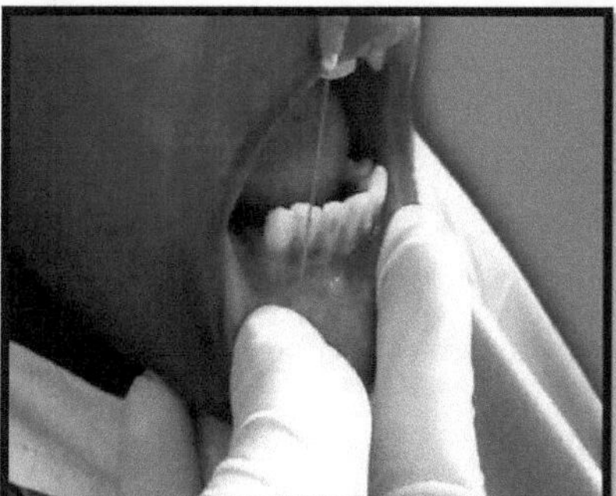

**Figura 11: Posição da agulha durante a infiltração na face labial**

**Bloqueio do nervo alveolar superior posterior[32] (Figura 12)**

As áreas anestesiadas são os molares superiores, com exceção da raiz mesiovestibular do primeiro molar; o processo alveolar vestibular dos molares superiores, incluindo as estruturas sobrejacentes - periósteo, tecido conjuntivo e membrana mucosa.

Podem ser anestesiados da seguinte forma:[30]

- A agulha é inserida imediatamente atrás do contraforte do zigoma, à altura do vestíbulo.
- A ponta da agulha deve estar muito próxima do periósteo.
- O forame encontra-se a cerca de 8 mm do ponto de inserção numa criança de 3 anos e 11 mm numa criança de 14 anos.

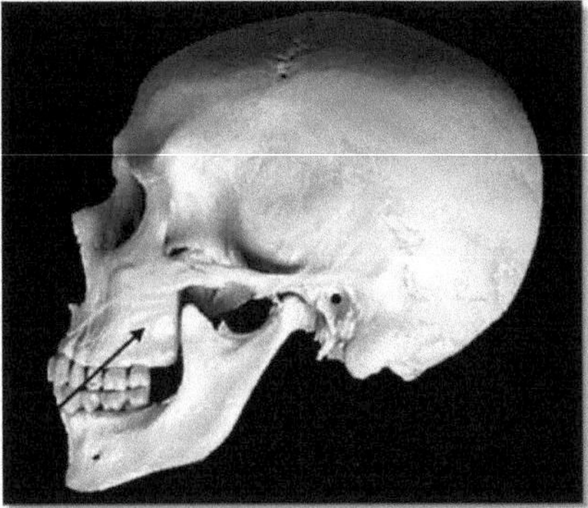

**Figura 12: Posição da agulha para o bloqueio do nervo alveolar superior posterior**

**Bloqueio do nervo alveolar superior anterior e médio (bloqueio infra-orbital)[32] (Figura 13)**

As áreas anestesiadas são os incisivos, as cúspides, os bicúspides e a raiz mesiovestibular do primeiro molar do lado injetado, incluindo o suporte ósseo e os tecidos moles; o lábio superior, a pálpebra inferior e uma parte do nariz do mesmo lado.

Para um bloqueio infra-orbital, a agulha é inserida na prega mucobucal a partir de uma das duas direcções.

Na primeira direção, o dentista insere a agulha numa linha paralela ao entalhe supraorbital, à pupila do olho, ao entalhe infra-orbital e ao segundo dente bicúspide, se este estiver no lugar. A agulha deve ser inserida a uma distância suficiente (cerca de 5 mm) (Figura 14) da placa labial para passar sobre a fossa canina. O polegar que está colocado sobre o forame infra-orbital deve ser usado para manobrar a agulha para uma posição de modo a que entre em contacto com o osso na entrada do forame.

A segunda direção de inserção corta a coroa do incisivo central desde o ângulo mesioincisal até ao ângulo distogengival (Figura 15). A agulha é novamente inserida a cerca de 5 mm da prega mucobucal e guiada pelo polegar, marcando a localização do forame infra-orbital. A ponta da agulha deve tocar suavemente os limites do forame.

Em qualquer das abordagens, a agulha não deve penetrar mais do que ¾ de polegada. Esta profundidade limitada de penetração, mais o polegar palpador, impede a entrada na cavidade orbital. Deposita-se lentamente cerca de 2 ml de solução na área e o polegar é mantido numa posição até a injeção estar concluída.

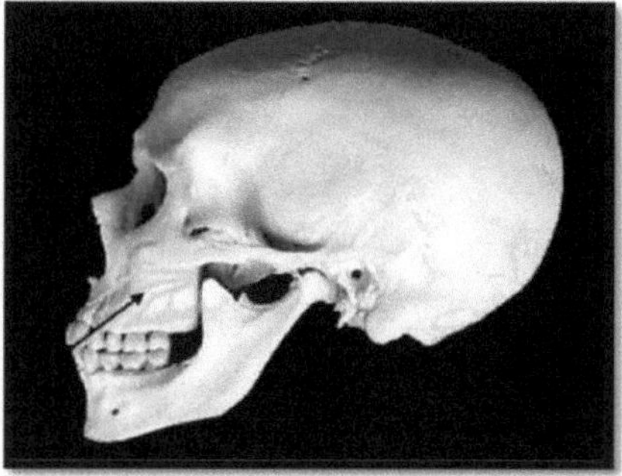

**Figura 13: Posição da agulha para o bloqueio do nervo alveolar superior médio**

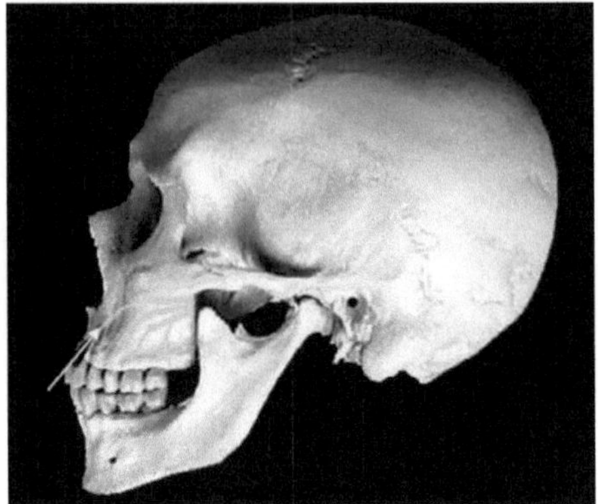

**Figura 14: Posição da agulha para o bloqueio do nervo infra-orbital (Abordagem 1)**

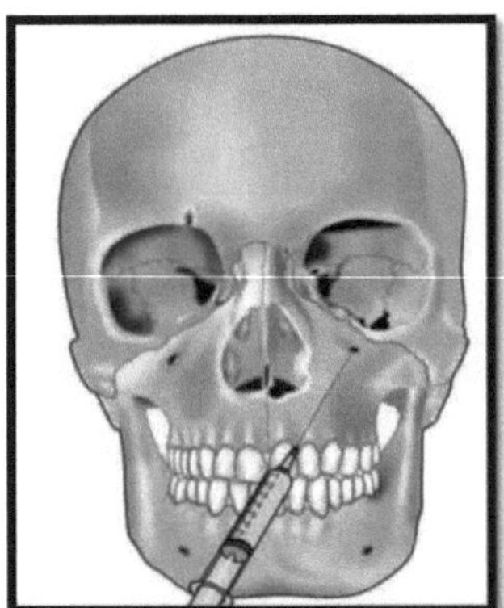

**Figura 15: Posição da agulha durante o bloqueio do nervo infra-orbital (Abordagem 2)**

**Infiltração palatina[30]**

A dor é menor quando injectada na profundidade das rugas, uma vez que estas contêm menos terminações sensoriais. A quantidade depositada é de cerca de 0,2 a 0,3 ml.

**Bloqueio do nervo nasopalatino[30] (Figura 16)**

O nervo nasopalatino inerva os dentes anteriores do maxilar. É indicado quando a infiltração vestibular é inadequada. Cerca de 0,2-0,3 ml de AL são administrados à entrada do forame incisivo na papila incisiva.

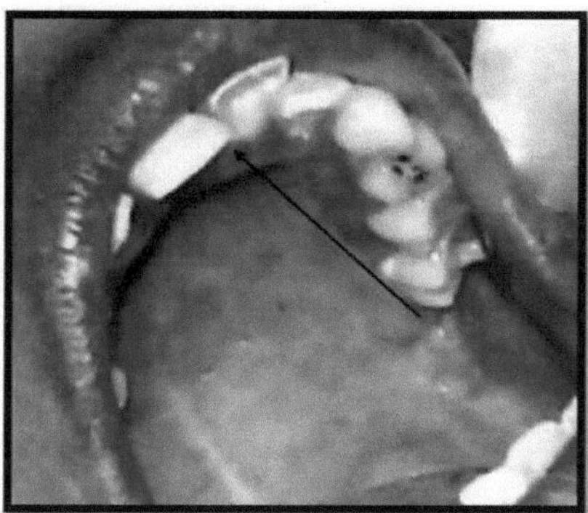

**Figura 16: Posição da agulha para o bloqueio do nervo nasopalatino**

**Bloqueio do nervo palatino maior[30] (Figura 17)**

O nervo palatino maior inerva os dentes posteriores maxilares na face palatina. É anestesiado na região a meio caminho entre a linha média do palato duro e a superfície palatina dos dentes posteriores.

O forame palatino maior é abordado do lado oposto e a agulha é mantida o mais próximo possível de um ângulo reto com a curvatura do osso palatino.

A agulha é inserida muito lentamente até entrar em contacto com o osso palatino. A solução anestésica, 0,25 a 0,5 ml, é injectada muito lentamente.[32]

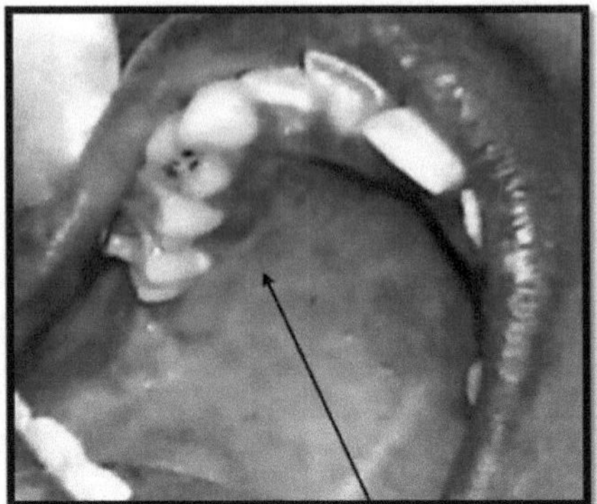

**Figura 17: Posição da agulha para o bloqueio do nervo palatino maior**

**Bloqueio do nervo alveolar inferior (Figura 18 e 19)**

Bloqueio mais comum utilizado para anestesiar os molares e pré-molares inferiores. A agulha é penetrada no espaço pterigomandibular e a solução é depositada perto do forame mandibular. Os factores a ter em conta são:

- Em crianças com menos de cinco anos de idade, o forame mandibular fica cerca de 0,5 cm abaixo do plano oclusal, devido ao ramo subdesenvolvido da mandíbula.
- Em crianças com cerca de 6 anos de idade, o forame encontra-se ao nível do plano oclusal.
- Em crianças com mais de 6 anos, a agulha deve ser colocada acima do plano oclusal, uma vez que o forame se encontra acima do nível de oclusão. (Figura 18)[11]
- O forame alinha-se invariavelmente com a concavidade mais profunda da borda

anterior

da mandíbula.

- A depressão da mucosa no aspeto medial da mandíbula formada pelo músculo pterigoide medial também se alinha com o forame alveolar inferior e deve ser o ponto de inserção da agulha.

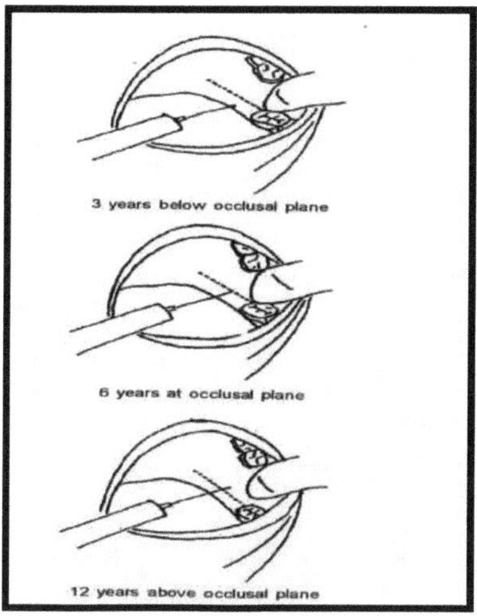


**Figura 18: Localização da agulha para o IANB**

**Técnica de bloqueio dos nervos alveolar inferior, lingual e bucal longo[30]**

- Palpa-se o bordo anterior do ramo, com o dedo ou o polegar apoiados na sua maior curvatura. Observa-se que, à medida que o ligamento pterigoide medial passa inferior e lateralmente para se fixar na base da mandíbula, forma-se um triângulo entre o bordo anterior do ramo, o músculo pterigoide medial e o músculo pterigoide lateral. O vértice do triângulo é colocado inferiormente. Uma linha longitudinal imaginária, que divide a ponta do dedo ou do polegar quando este repousa na incisura coronoide, passa medialmente sobre uma área deprimida imediatamente acima do vértice. O local de penetração da agulha é o ponto de intersecção.

• A seringa anestésica é introduzida na cavidade oral paralelamente ao plano oclusal dos dentes posteriores da mandíbula.

• A profundidade da agulha é de 8-10 mm a partir da superfície da mucosa. A quantidade depositada é de 0,9 a 1,0 ml.

- O nervo lingual é anterior e medial ao nervo alveolar inferior. Assim, a agulha tem de ser retirada e a solução depositada a metade da distância do forame alveolar inferior. A quantidade depositada é de cerca de 0,5 ml.
- O nervo bucal pode ser anestesiado por infiltração no sulco bucal distal aos dentes permanentes. A quantidade depositada é de cerca de 0,2 ml.

O trajeto da agulha durante o bloqueio do nervo alveolar inferior é a mucosa, a placa fina do músculo bucinador, o tecido conjuntivo frouxo e uma quantidade variável de gordura.

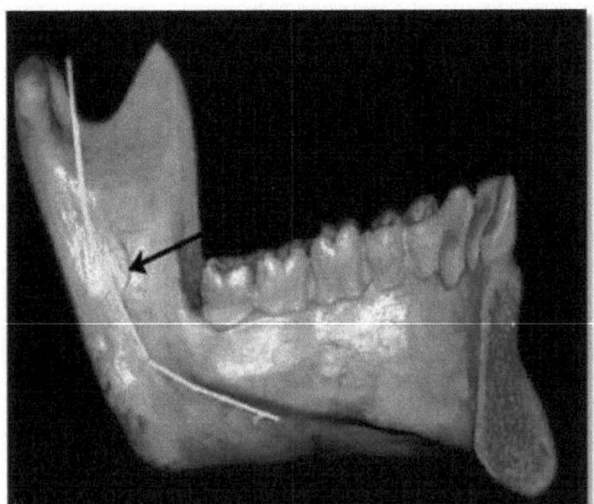

**Figura 19: Posição da agulha para IANB**

**Bloqueio do nervo mental[30] (Figura 20)**

É eficaz na produção de anestesia para pré-molares mandibulares e dentes anteriores. A quantidade depositada é de 0,5 a 1,0 ml.

A agulha deve ser inserida na prega mucolabial depois de a bochecha ter sido puxada para o lado bucal. O tecido é penetrado até que o periósteo da mandíbula seja suavemente contactado ligeiramente antes do ápice do segundo bicúspide. A solução, 0,5 a 1 ml, é lentamente depositada nesta área.[32]

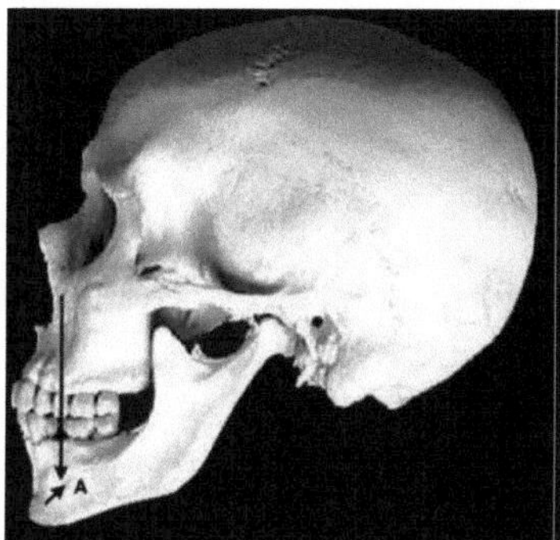


**Figura 20: Posição da agulha para o bloqueio do nervo mental (A) Nervo mental**

**Injeção intraligamentar[30]**

Esta técnica é utilizada como complemento das outras técnicas de injeção. A agulha é colocada no sulco gengival (de preferência no lado mesial) e avança mais profundamente até obter resistência. Deposita-se cerca de 0,2 ml da solução. Uma vez que é necessária uma maior pressão para depositar a solução, existem seringas especificamente concebidas para esta técnica. Existem dois tipos de seringas - uma do tipo pistola e outra do tipo caneta.

**Injeção intrapulpar[30]**

Consiste em anestesiar diretamente os tecidos pulpares através da deposição da solução na polpa. Pode ser doloroso inicialmente, mas o início da ação é quase imediato. É indicada quando é necessária anestesia pulpar adicional, como durante a pulpectomia ou o tratamento do canal radicular.

**Diferenças entre um paciente criança e um paciente adulto[30]**

1. O osso da maxila e da mandíbula do adulto é mais pesado e mais compacto, ao passo que na criança é mais ou menos menos denso e incompletamente

calcificado. Assim, a difusão do agente LA através das camadas do osso é mais rápida nas crianças.

2. As estruturas anatómicas da criança são naturalmente mais pequenas do que as do adulto, pelo que a profundidade de penetração da agulha deve ser menor nas crianças.

3. A penetração demasiado profunda na área da tuberosidade pode produzir um hematoma se o plexo venoso pterigoide ou a artéria alveolar superior posterior forem lesados.

4. A profundidade da penetração da agulha para IANB deve ser reduzida porque o ramo da mandíbula é mais curto verticalmente e mais estreito anteroposteriormente. A profundidade média de inserção é de cerca de 15 mm (varia consoante o tamanho da mandíbula e a idade do doente).

5. No caso de um adulto, o aspeto emocional do processo de anestesia local raramente é um fator. No entanto, para a criança, o procedimento é uma questão muito emocional.

**Factores responsáveis pelo sucesso da administração de um agente anestésico local num doente pediátrico[30]**

1. Gere bem os teus doentes
2. Ocultação da seringa
3. Utilização adequada de um agente anestésico tópico
4. Troca eficaz da seringa entre o assistente e o operador
5. Agente anestésico adequado
6. Competência do processo de injeção.

## ERROS COMUNS [30]

1. Acenar com a agulha à frente do doente. Do ponto de vista da gestão do comportamento, é importante colocar a agulha e outros instrumentos atrás do doente. A agulha deve ser mantida fora da visão direta da criança.

2. Não conseguir controlar a cabeça e as mãos do doente. É difícil e perigoso administrar anestesia ou efetuar qualquer tratamento a uma criança hipermotiva. Por isso, é necessário um reforço adequado para restringir os movimentos da cabeça e das extremidades, de modo a evitar complicações.

3. Usa agulhas compridas. A profundidade de penetração de uma agulha é muito menor em comparação com a dos adultos. A utilização de agulhas curtas garante que a agulha não penetra nos tecidos mais profundos.

4. Utilização de doses inadequadas. A regra de Young ou a regra de Clarke podem ser utilizadas para decidir a dose adequada para um doente infantil.

5. Injeção rápida: Deve ter-se o cuidado de administrar a solução lentamente. Deve ser dado tempo para uma dispersão lenta da solução nos tecidos. A velocidade ideal de deposição é de cerca de 1 ml/min, precedida de aplicação de anestesia tópica e aspiração para evitar a injeção intravascular.

6. Não aconselhar os doentes ou os pais sobre os efeitos secundários pós-anestésicos. As crianças devem ser informadas de que não devem morder os lábios ou a bochecha até que os efeitos passem. Os pais devem ser aconselhados a supervisionar a situação em casa. Normalmente, as crianças tendem a mastigar os lábios, pois não causam dor e não se sentem como se estivessem a mascar pastilha elástica, o que pode levar a laceração e ulceração graves (Figuras 21 e 22).

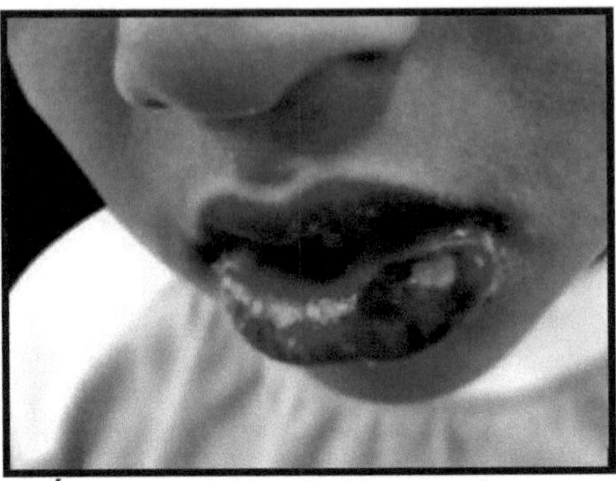

Figura 21: Úlceras nos lábios devido a mordedura após IANB

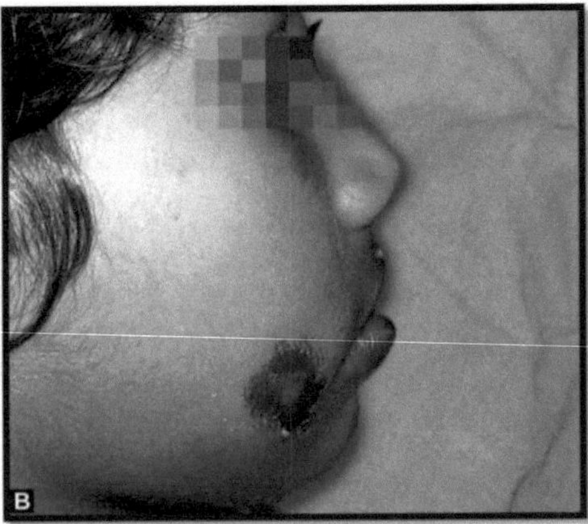


Figura 22: Ferida na bochecha após esfregar ou coçar continuamente a área anestesiada

## Diferença entre dentes decíduos e permanentes

**Diferenças entre dentes decíduos e permanentes[33] :**

1. Tamanho: Os dentes decíduos são mais pequenos em todas as dimensões do que os dentes permanentes. Embora as raízes dos dentes decíduos sejam mais pequenas do que as da dentição permanente, elas formam uma parte proporcionalmente maior do dente.

2. Forma: As coroas dos dentes decíduos são mais bulbosas do que as coroas dos dentes permanentes. As raízes dos molares decíduos são mais abertas do que as raízes dos dentes molares permanentes. A furca das raízes dos molares decíduos está posicionada mais cervicalmente do que nos dentes permanentes correspondentes.

3. Fisiologia: As raízes dos dentes decíduos reabsorvem naturalmente, enquanto que na dentição permanente a reabsorção é normalmente um sinal de patologia.

4. Apoia: O osso do alvéolo é muito mais elástico no paciente mais jovem. Essas diferenças implicam em algumas modificações nas técnicas de extração em crianças. Os tipos de fórceps utilizados para a extração de dentes decíduos são diferentes dos utilizados para a extração de dentes permanentes. Os bicos e os cabos são menores. Além disso, para acomodar a coroa mais bulbosa, os bicos são mais curvos nos fórceps projetados para a remoção de dentes decíduos.

A grande abertura das raízes dos molares decíduos significa que é necessária uma maior expansão do alvéolo para a extração dos dentes decíduos. O alvéolo mais elástico do paciente mais jovem permite que isso seja alcançado.

Devido à posição relativamente cervical da bifurcação nos molares primários, não é aconselhável utilizar fórceps com bicos profundos (como o modelo cowhorn para adultos), uma vez que estes podem danificar os sucessores permanentes subjacentes. Isto é especialmente verdade no caso dos molares primários inferiores.[33]

Como as raízes primárias são reabsorvidas, é muitas vezes preferível deixar pequenos fragmentos in situ se a raiz fraturar. Quando parte de uma raiz fracturada é visível, deve ser removida. A investigação cega de alvéolos primários não deve ser efectuada, pois existe o perigo de danificar o sucessor permanente subjacente. Da mesma forma, a sondagem às cegas do alvéolo radicular distal dos primeiros molares permanentes não deve ser efectuada em crianças com segundos molares não irrompidos, pois pode ocorrer uma elevação não intencional do segundo molar.[33]

Problemas específicos do doente infantil: Uma série de problemas peculiares ao doente infantil afectará a forma como as extracções são realizadas. Deves ter em conta o seguinte:

(1) Dentes natais e neonatais

(2) Infra-oclusão dos dentes

(3) Fusão/geminação de dois dentes

(4) Danos no sucessor permanente

(5) Deslocação da mandíbula.

**DENTES NATAIS E NEONATAIS**

A maioria dos dentes neonatais (85%) encontra-se na mandíbula. Cerca de 5% deles são supranumerários.[33]

**INFRAOCCLUSÃO**

Por vezes, é necessária uma divisão cirúrgica para remover estes dentes.

**FUSIONZGEMINATION (CONAÇÃO)**

Estes dentes podem não se prestar à extração com fórceps devido à sua forma coronal invulgar. Normalmente são utilizados elevadores, com ou sem divisão do dente e remoção do osso, para efetuar a extração.

**DANOS AO SUCESSOR PERMANENTE**

Isto pode ocorrer se forem utilizados fórceps com bicos grandes ou durante a elevação da raiz.

**DESLOCAÇÃO DA MANDÍBULA**

É muito fácil deslocar a mandíbula de uma criança durante extracções sob anestesia geral (quando os músculos estão relaxados), a menos que seja fornecido um apoio adequado pela mão que não está a trabalhar. Isto deve-se ao facto de a eminência articular não ser tão pronunciada nos pacientes jovens como nos adultos. É essencial verificar se não ocorreu uma deslocação antes de se permitir que o doente recupere a consciência.[33]

## Armamentário para exodontia pediátrica

Armamentário para exodontia pediátrica[34]

ELEVADORES

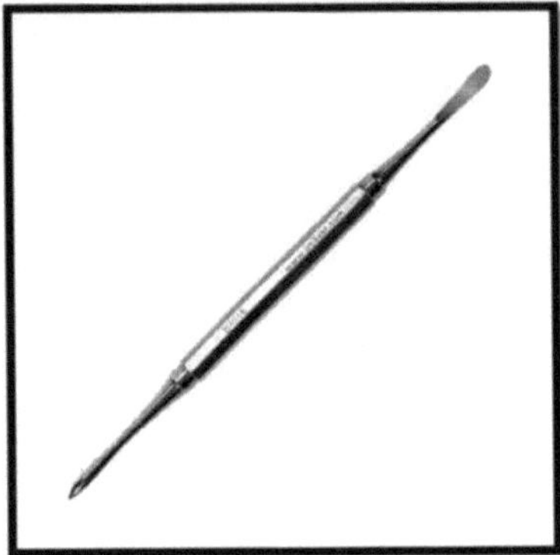

Figura 23: Periósteo, n.º 9

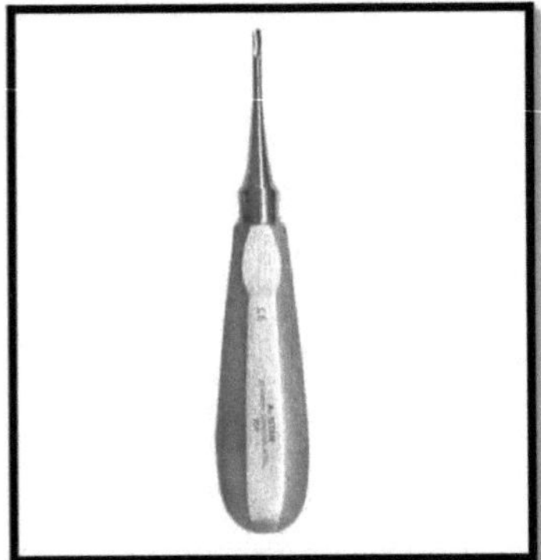

Figura 24: Reta, n.º 301

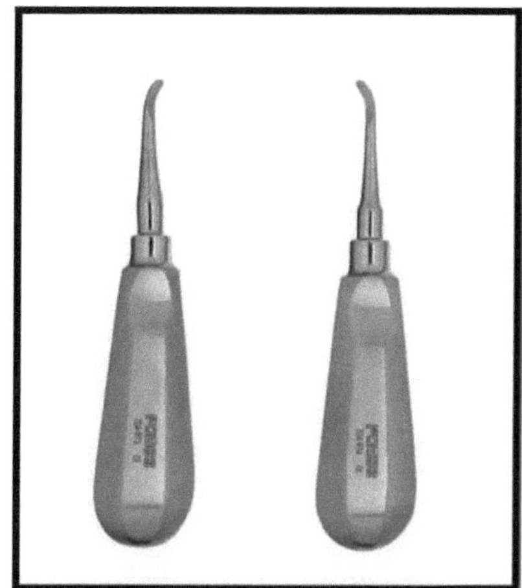

Figura 25: Elevador Miller

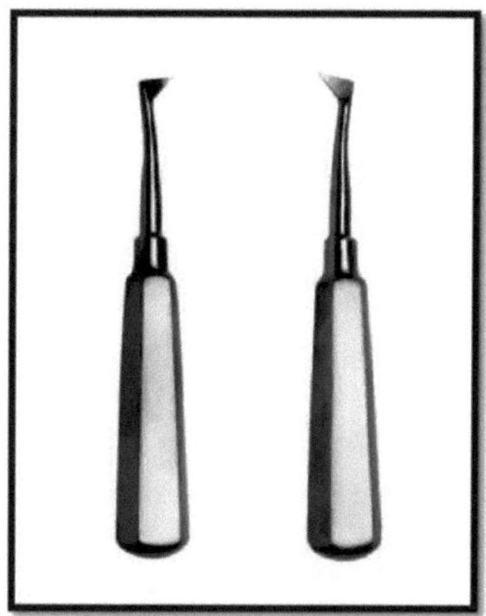

Figura 26: Elevador Cryer

FORÇAS MAXILARES (150s)

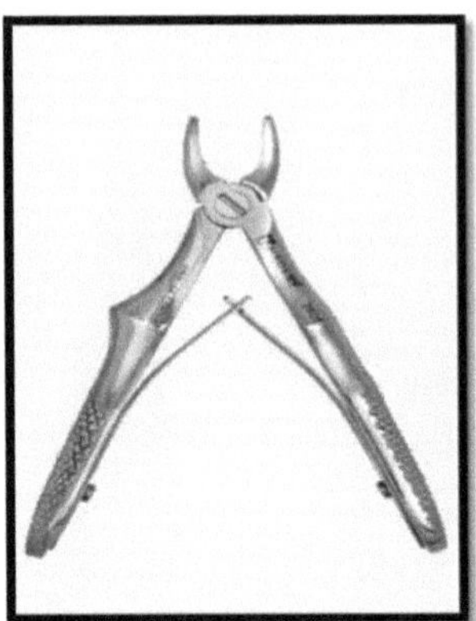

**Figura 27: Forquilha anterior do maxilar**

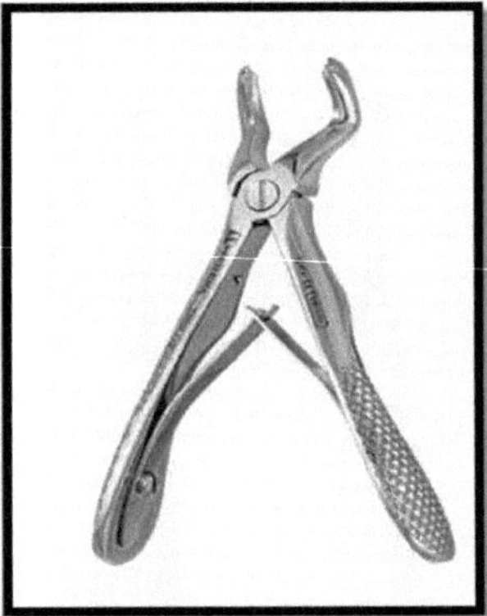

**Figura 28: Forquilha do molar superior**

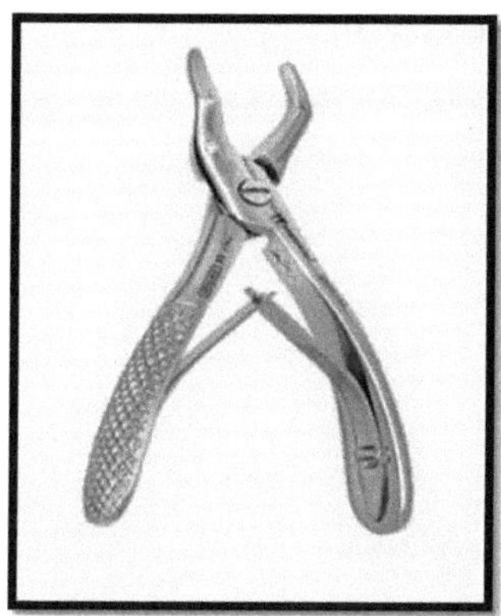

Figura 29: Forquilha da raiz do maxilar

FORÇAS MANDIBULARES (151s)

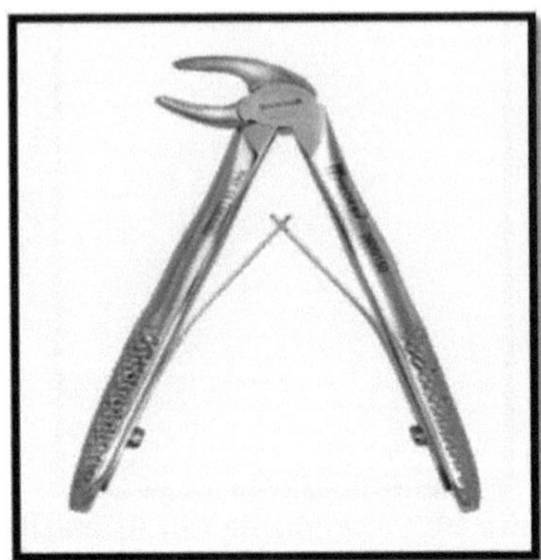

**Figura 30: Forquilha anterior da mandíbula**

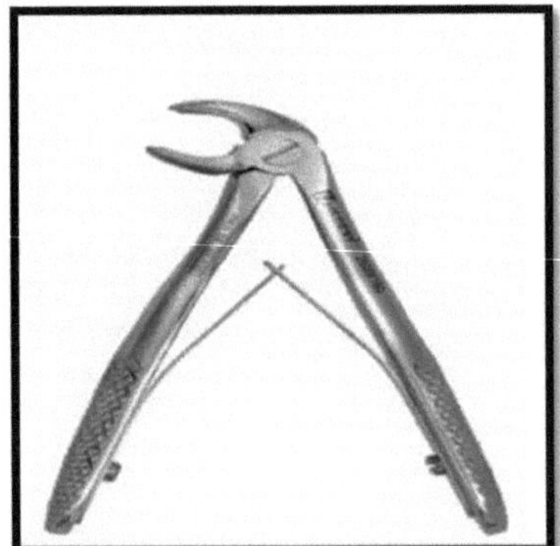

**Figura 31: Forquilha do molar mandibular**

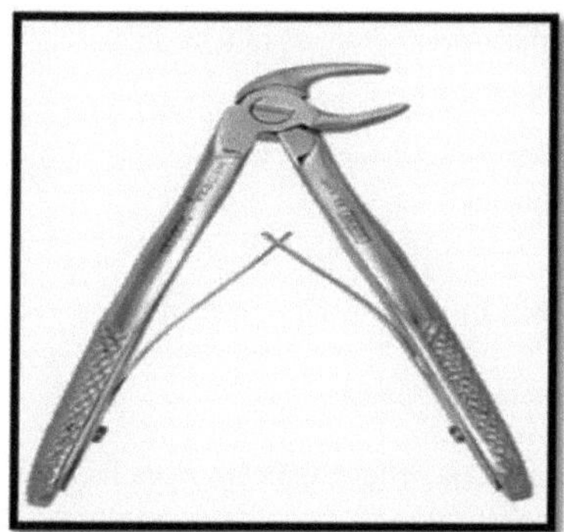

**Figura 32: Forquilha da raiz mandibular**

A maioria dos dentistas pediátricos prefere as pinças de extração pediátricas mais pequenas, como a n.º.

150 e 151 pelas seguintes razões:

- O seu tamanho reduzido permite mais facilmente a colocação na cavidade oral mais pequena do paciente infantil.
- As pinças pediátricas mais pequenas ficam mais facilmente escondidas pela mão

do operador.

- As extremidades de trabalho mais pequenas (bicos) adaptam-se melhor à anatomia dos dentes decíduos.[34]

# Técnicas de extração

**Métodos de extração de dentes:**[35]

Basicamente, são preconizados dois métodos de extração. O primeiro método, que é mais comummente utilizado, é o "método do forcep". Este método envolve a remoção de um dente ou de uma raiz dentária utilizando um forcep, que é colocado entre o dente e a parede óssea do alvéolo. Este método também é conhecido como "método intra-alveolar". As extracções de dentes decíduos são geralmente efectuadas pelo "método intra-alveolar". A extração de dentes decíduos é um procedimento defendido para manter a simetria da dentição em desenvolvimento, encorajando a deriva simétrica dos dentes mesiais e distais aos locais de extração em cada lado da arcada dentária.[36]

O outro método de extração consiste em dissecar o dente ou a raiz dos seus anexos ósseos. Esta técnica é normalmente designada por "método cirúrgico" ou "método trans-alveolar".

**Princípios mecânicos da extração:**

**1. Expansão da cavidade óssea:**

O alvéolo só pode ser dilatado se o osso for suficientemente elástico para permitir essa expansão. A elasticidade é máxima no osso jovem e diminui com a idade. Na maioria dos casos, a dilatação do alvéolo é acompanhada por pequenas fracturas múltiplas da placa vestibular e dos septos inter-radiculares. Estes fragmentos ósseos mantêm normalmente a sua fixação periosteal e devem ser reposicionados por compressão digital após a conclusão da extração.

**2. Utilização de uma alavanca e de um ponto de apoio:**

Geralmente, os elevadores são utilizados para forçar um dente a sair do alvéolo, com base no princípio da alavanca e do fulcro. No entanto, para a extração de dentes primários, não é recomendada a utilização de elevadores.

**- Movimentos dos dentes durante a extração:**

O movimento do dente implica o corte da sua fixação ao osso. A principal fixação é feita pelas fibras da membrana periodontal, que mantêm o dente em posição. Existem três movimentos possíveis pelos quais um dente pode ser solto.

**1. Rotação ao longo do eixo longo da raiz:**

Este movimento é aplicável aos dentes com raízes simples e circulares. A maioria dos incisivos centrais e laterais, alguns caninos, a raiz palatina dos molares superiores e os pré-molares inferiores podem ser extraídos por esta técnica. Uma volta de um quarto de círculo sem puxar o dente é suficiente para o soltar.

**2. Deslocação lateral:**

Implica a remoção de todas as ligações em três lados do dente, juntamente com a quebra da parede fina do alvéolo. Este princípio é aplicável a qualquer dente, quer seja de raiz única ou múltipla. Quando solto, o dente pode ser removido com facilidade. Se a raiz ou raízes forem curvas, pode ser necessário removê-las na direção da curvatura, como acontece na maioria dos molares superiores.

**3. Dirige o impulso para a boca do encaixe:**

Isto é feito com um elevador introduzido ao longo do lado da raiz. Não implica a remoção de todos os acessórios em 3 lados e, por isso, é mais vantajoso do que a deslocação lateral.

## TÉCNICAS DE EXTRACÇÃO[33]

### ➢ Posição do doente

A criança deve estar sentada numa cadeira dentária reclinada cerca de 30° em relação à vertical para extracções sob anestesia. Sob anestesia geral, o doente está normalmente em posição supina. Ao remover os dentes superiores sob anestesia local, o operador coloca-se à frente do doente, com a boca do doente a um nível imediatamente abaixo do ombro do operador. Um operador destro remove os dentes inferiores esquerdos a partir de uma posição semelhante à frente do doente, exceto que a boca do doente está a uma altura imediatamente abaixo do cotovelo do operador. Ao extrair dentes do lado inferior direito, o operador destro coloca-se atrás do doente com a cadeira o mais baixo possível para permitir uma boa visão. Ao efetuar extracções na posição supina sob anestesia geral, a boca do doente está normalmente a um nível imediatamente abaixo do cotovelo do operador. Mais uma vez, os dentes inferiores direitos são removidos por trás, sendo todos os outros extraídos pelo operador à frente do doente. Se os dentes puderem ser removidos ambidestramente, poupa tempo durante a anestesia geral, uma vez que todos os dentes podem ser extraídos com o operador de pé à frente do paciente. A remoção de dentes decíduos com a mão que não está a trabalhar não é difícil de dominar e é uma competência útil a adquirir.

### ➢ A mão que não trabalha

A mão "não trabalhadora" também tem um papel importante a desempenhar:

1. Retrai os tecidos moles para permitir o acesso à visibilidade.

2. Protege os tecidos se o instrumento escorregar.

3. Oferece resistência à força de extração sobre a mandíbula para evitar a deslocação.

4. Proporciona uma "sensação" ao operador durante a extração e fornece informações sobre a resistência à remoção.

- **Ordem de extração**[33]

Ao efetuar extracções múltiplas em todos os quadrantes da boca (especialmente se estiver sob anestesia geral), a ordem de extração é a seguinte

1. Os dentes sintomáticos são extraídos antes das "extracções de equilíbrio" no lado oposto.

2. Os dentes inferiores são extraídos antes dos superiores (para evitar que a hemorragia interfira com o campo cirúrgico).

3. Se existirem dentes sintomáticos em todos os quadrantes, os operadores destros devem começar pelas extracções da parte inferior direita. Isto minimiza o número de mudanças de posição do cirurgião, o que reduzirá o tempo de anestesia geral.

4. Os dentes posteriores são extraídos antes dos dentes anteriores para uma melhor visão.

## CONSIDERAÇÕES GERAIS[3]

A técnica utilizada para realizar extracções no paciente infantil é semelhante à técnica de extração manual utilizada no adulto. A maior diferença está na gestão do doente. É essencial que o dentista dedique algum tempo a descrever o procedimento que se segue de forma completa e exacta à criança. Algumas crianças necessitam de anestesia geral para a realização do procedimento cirúrgico. A escolha da técnica adequada de anestesia local/sedação/anestesia geral depende da constituição psicológica da criança e da extensão e natureza do procedimento cirúrgico. A técnica anestésica local apropriada para cada tipo de dente é descrita anteriormente no capítulo 4.

Em cada extração devem ser tidos em conta vários aspectos do processo de extração. O dentista deve consultar a criança e os pais antes da cirurgia, a fim de os preparar para o procedimento que se aproxima. O dentista deve fornecer quaisquer necessidades pré-operatórias, tais como prescrições ou quaisquer restrições alimentares, que possam ser necessárias como resultado das técnicas sedativas planeadas. O procedimento cirúrgico completo e o curso de recuperação pós-operatório esperado também devem ser descritos. Isto permite que os pais se preparem para quaisquer disposições pós-operatórias especiais, tais como a necessidade de uma dieta suave ou de apoio aos cuidados infantis. Tal como referido anteriormente, o dentista deve efetuar uma revisão minuciosa do historial médico do paciente, procurando especialmente condições médicas que possam complicar o tratamento.

Não há outro tipo de tratamento dentário em que os princípios de dizer, mostrar e fazer sejam mais importantes do que durante as extracções. O dentista deve certificar-se de que obtém uma anestesia profunda porque, uma vez que o paciente tenha sentido dor, pode ser difícil recuperar a confiança da criança a um nível em que ela se comporte de uma forma que permita a conclusão do procedimento.

Imediatamente antes da extração propriamente dita, o dentista deve colocar as bolas do dedo indicador e do polegar na área da extração e demonstrar à criança os tipos de pressões e movimentos que irá encontrar durante a extração. A pressão do dedo deve ser suficientemente firme para balançar a cabeça da criança de um lado para o outro no encosto de cabeça.

O dentista deve ficar numa posição em que possa controlar facilmente os instrumentos, ter um bom acesso visual ao local da cirurgia e controlar a cabeça da criança. A mão que não está a trabalhar do dentista é então colocada na boca do doente. O papel da mão que não está a trabalhar é ajudar a controlar a cabeça do doente; apoiar o maxilar a ser tratado; ajudar a retrair a bochecha, os lábios e a língua do campo cirúrgico; e palpar o processo alveolar e os dentes adjacentes durante a extração. Uma vez estabelecidas as posições adequadas do operador e da mão que não trabalha, pode iniciar-se a técnica de extração propriamente dita. As variações na técnica para cada dente são discutidas mais adiante neste capítulo, mas os princípios gerais aplicáveis a todas as extracções são os mesmos.

Depois de o dente ser removido do alvéolo, o local da cirurgia é avaliado visualmente e com a utilização de uma cureta. A cureta deve ser usada como uma extensão do dedo do dentista para palpar e avaliar o local da extração. Não deve ser feita nenhuma tentativa de raspar o local da extração. A manipulação agressiva de uma cureta num alvéolo dentário primário é contra-indicada devido ao potencial de danos no botão dentário seguinte.

Se uma lesão patológica, como um cisto ou granuloma periapical, estiver presente no ápice de uma cavidade de dente permanente, ela deve ser gentilmente enucleada. O operador deve palpar os aspectos facial e palatino ou bucal e lingual do local da cirurgia para detetar quaisquer irregularidades ósseas ou expansão alveolar. Qualquer irregularidade óssea deve ser removida de forma conservadora com a utilização de um rongeur ou de uma lima de osso. A pressão digital deve ser capaz de devolver o alvéolo à sua configuração pré-cirúrgica, caso tenha ocorrido uma expansão grosseira.[3]

## EXTRACÇÃO DE INCISIVOS E CANINOS PRIMÁRIOS[25]

### Armamentarium

Elevador reto, n.º 301

Fórceps n.º 151 ou 151-S n.º 150 ou 150-S

Esponjas de gaze, 5 x 5 cm (2 x 2 polegadas) ou 10 x 10 cm (4 x 4 polegadas)
Bloco de mordedura de borracha

### Procedimento

1. Utiliza um elevador reto n.º 301 para libertar a gengiva aderente do colo do dente, por vestibular e por lingual.

2. Para os dentes mandibulares, aplica e mantém uma pressão apical firme com a pinça n.º 151 ou 151-S. Apoia a mandíbula com a mão livre. Dirigir suavemente a força de luxação inicial para a lingual e aplicar cuidadosamente a seguinte para a vestibular. Aplica uma força rotativa ao longo do eixo do dente, fazendo-o passar pelo seu caminho de menor resistência.

3. Para os dentes maxilares, aplica uma pressão apical firme com a pinça n.º 150 ou 150-S à medida que os bicos encaixam no dente. Dirigir o movimento de luxação inicial para o palato e depois, cuidadosamente, para o lado labial. Roda o dente no seu longo eixo numa direção contínua, entregando-o com a rotação.

4. Molda as placas labial e lingual ou palatina do osso alveolar para uma conformidade normal com pressão digital.

5. Dobra e coloca uma esponja de gaze esterilizada sobre a ferida para ajudar a estabelecer a hemostasia. Imediatamente antes da saída do doente, coloca uma nova esponja esterilizada sobre a ferida, com instruções para a retirar após 10 minutos.

## EXTRACÇÃO DE MOLARES PRIMÁRIOS[25]

### Armamentarium

Elevadores rectos, n.º 301 e 34-S

Periósteo, nº 9

Fórceps n.º 151 ou 151-S, n.º 150 ou 150-S

Esponjas de gaze, 5 x 5 cm (2 x 2 polegadas) ou 10 x 10 cm (4 x 4 polegadas)

Bloco de mordedura de borracha

### Procedimento

1. Utiliza um elevador direito ou periosteal para libertar a gengiva aderida. Desloca ligeiramente o dente.

2. Para dentes mandibulares, aplica os bicos de uma pinça nº 151 ou 151-S à coroa clínica e estabelece uma pressão apical firme enquanto apoia a mandíbula com a mão livre. A luxação inicial é para o lado vestibular. Mantém a pressão momentaneamente, permitindo a expansão da placa alveolar vestibular. Retorna a força de luxação para lingual. Manter a pressão para permitir a expansão da

placa alveolar lingual. Alternar os movimentos vestibular e lingual para expandir ainda mais a placa cortical. Quando houver liberdade de movimento adequada, entrega o dente para o lado vestibular ou lingual, exercendo uma pressão lenta, firme e contínua.

3. Nos dentes maxilares, aplica os bicos de uma pinça n.º 150 ou 150-S à coroa clínica e assegura uma pressão apical positiva. O movimento luxuoso inicial é feito para o lado vestibular, mantendo uma forte pressão apical. Mantém a pressão vestibular por um momento para permitir uma ligeira expansão da placa cortical. Retorna a força luxativa em direção ao palato. Mantém momentaneamente a compressão para permitir a expansão da placa cortical. Continuar a alternar os movimentos vestibulares e linguais, fazendo uma breve pausa em cada um deles. Com a liberdade de movimentos vestibulares e linguais, podes extrair o dente por palato ou por vestibular.

4. Molda as placas corticais labiais e palatinas em conformidade normal com a pressão dos dedos.

5. Coloca uma esponja de gaze esterilizada dobrada sobre a ferida durante o processo hemostático.

## EXTRACÇÃO DE RAÍZES DE MOLARES PRIMÁRIOS ABERRANTES[25]

Não raro, o segundo molar inferior primário apresenta raízes mesiais e distais divergentes. Em casos mais raros, as raízes são tão desenvolvidas que interferem com o desenvolvimento de um botão dentário. Em qualquer uma das situações, o segundo molar primário deve ser seccionado e removido uma metade de cada vez, evitando possíveis danos orais por força excessiva (Figura 33).

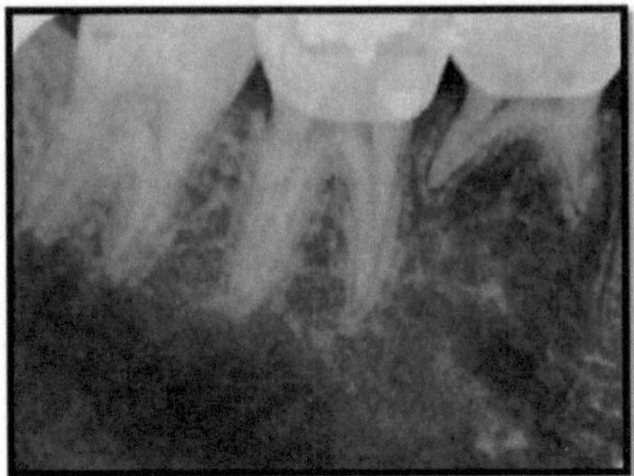

**Figura 33: Segundo molar inferior direito primário a ser removido por secção devido a divergência de raízes**

**Armamentarium**

Elevadores rectos, n.º 301

Periósteo, nº 9

Forcep n.º 151 ou 151-S

Broca, n.º 169L, 330 ou pedra de diamante cónica e estreita

Esponjas de gaze, 5 x 5 cm (2 x 2 polegadas) ou 10 x 10 cm (4 x 4 polegadas)

Bloco de mordedura de borracha

**Procedimento**

1. Colocar a broca ou a pedra diamantada cónica no sulco vestibular do dente a ser removido e seccionar a coroa vestibularmente, levando o corte até ao fundo da câmara pulpar e por baixo da margem livre da gengiva (Figura 34).

2. Colocar o elevador reto n.º 301 na fatia e rodá-lo no seu eixo longo, dividindo o dente através da sua bifurcação (Figura 35).

3. Remove uma metade do dente e depois a metade restante, com uma pinça de extração. Utiliza um movimento de vestibular para lingual para luxar e entregar cada metade.

4. Coloca uma esponja esterilizada de 5 x 5 cm (2 x 2 polegadas) sobre a ferida para ajudar a hemostase.

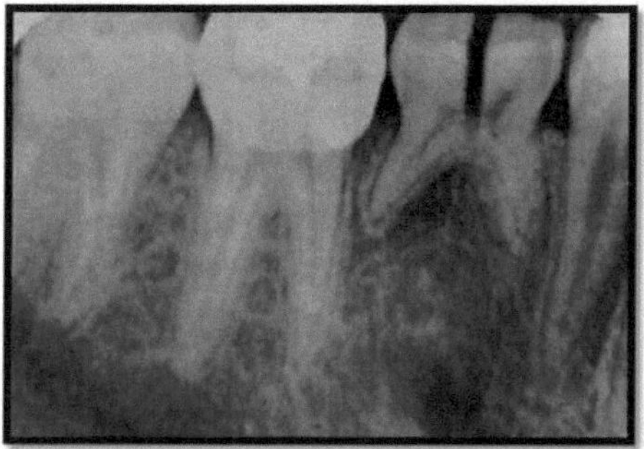

**Figura 34: A fenda estende-se desde o sulco vestibular até ao sulco lingual, dividindo a coroa ao meio no sentido vestibulolingual**

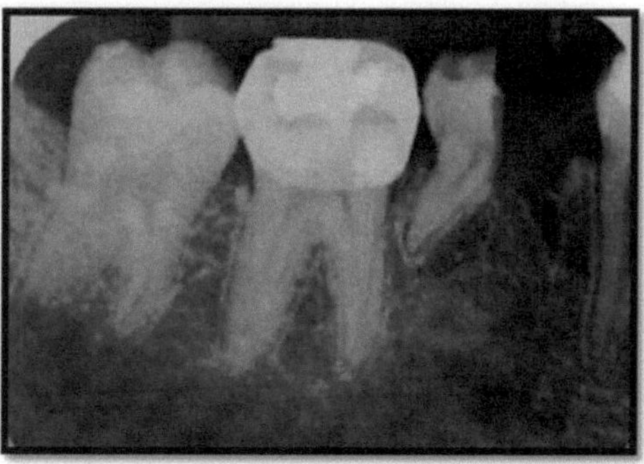

**Figura 35: Um elevador reto n.º 301 é inserido na fenda e rodado ligeiramente, dividindo o dente ao meio**

## EXTRACÇÃO DE PONTAS DE RAÍZES FRACTURADAS OU RESIDUAIS[25]

Semelhante à extração de um dente primário, a remoção da raiz pode ser simples ou demorada e complexa. O grau de dificuldade depende das circunstâncias da sua existência na cavidade oral. A raiz pode ser o que resta de um dente primário envolvido num processo carioso destrutivo, ou uma raiz pode fraturar durante a remoção do dente. Pode haver uma raiz remanescente de uma extração anterior. Um trauma, como avulsão ou luxação, pode ser o predecessor de uma ponta de raiz fracturada.

Uma raiz ou múltiplas partículas de raiz podem ser observadas clinicamente quando a boca de uma criança é examinada, os restos de um processo de cárie severo e destrutivo (Figura 36).

Estas raízes variam em tamanho e condição, dependendo do tempo que estiveram na cavidade oral e da forma de reabsorção. As partículas radiculares são geralmente móveis e o seu suporte é maioritariamente constituído por tecido inflamatório. São facilmente removidas.

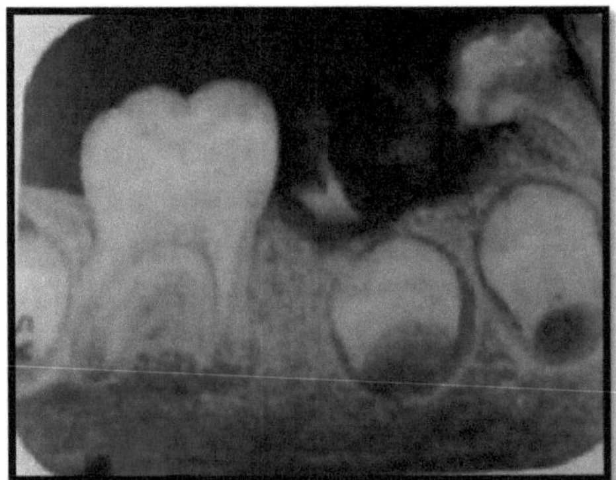

**Figura 36: Restos radiculares de um processo carioso severo e destrutivo suportado por tecido inflamatório**

**Armamentarium**

Elevador reto, n.º 301

Piquetes de raiz estreita direita e esquerda

Rosenthal e bico de pato Rongeurs

Pinça de bico de mosquito

Bloco de mordedura de borracha

Esponjas de gaze, 5 x 5 cm (2 x 2 polegadas) ou 10 x 10 cm (4 x 4 polegadas)

**Procedimentos**

1. Coloca uma esponja de gaze desdobrada sobre a língua, cobrindo ligeiramente a orofaringe.

2. Usa um elevador para sondar a raiz, separando-a do tecido, removendo assim a raiz. Ou coloca o elevador entre um dente adjacente e a raiz. Roda suavemente a lâmina do elevador, levantando a raiz do tecido.

3. A pinça de bico de mosquito também pode ser usada para agarrar uma pequena raiz, levantando-a assim.

4. O rongeur Blumenthal tem a forma de um fórceps nº 150 e é útil para agarrar e remover raízes, particularmente na maxila. O rongeur de bico de pato assemelha-se a um fórceps n.º 151 e é adequado para a remoção de raízes na mandíbula.

## EXTRACÇÃO DE PONTAS DE RAIZ INACESSÍVEIS[25]

Haverá ocasiões em que a raiz de um dente primário é inacessível para remoção, a não ser que se recorra a um procedimento cirúrgico de remoção óssea. Se a raiz for irremediavelmente inacessível através de meios normais, mas não interferir com o crescimento e a erupção normais, o bom senso defende que se deixe a raiz reabsorver ou eventualmente esfoliar por si própria. Se forem criadas dificuldades óbvias com a presença da raiz fracturada, o procedimento de escolha seria a intervenção cirúrgica. **Davis JM *et al* (1969)**[37] afirmou, "a melhor parte do valor é deixar a ponta da raiz embutida e deixá-la ser esfoliada ou reabsorvida".

## EXTRACÇÃO DE DENTES ANQUILOSADOS[25]

A proteção da dentição permanente subjacente também deve ser considerada nos casos de anquilose. O dente decíduo anquilosado pode estar completamente submerso e adjacente ao broto dentário em desenvolvimento. A tarefa de remover o dente pode ser difícil por si só, mas cuidados cirúrgicos especiais e habilidade devem ser exercidos para evitar lesões na dentição em desenvolvimento durante o procedimento.

O fenómeno da chamada anomalia dentária do tipo submersão não é completamente compreendido. É evidente que o afundamento gradual de um dente está, de alguma forma, associado à falha do crescimento ósseo vertical, causada pela fusão do cemento da raiz com o osso e pela perda de fixação do ligamento periodontal que a acompanha. O resultado é a perda do comprimento da arcada, a extrusão dos dentes da arcada oposta e a interferência na erupção dos dentes sucessores.

Se os dentes anquilosados observados forem deixados até que a submersão esteja quase completa, ocorrerá uma inclinação do dente distal ao espaço, causando, assim, uma perda do comprimento da arcada (Figura 37). O espaço pode ser protegido com a colocação de uma coroa no dente anquilosado, para preservar a dimensão mesiodistal. Um procedimento melhor pode ser a remoção do dente e a colocação de um mantenedor de espaço.

A supraerupção de um dente na arcada oposta deve ser evitada. Novamente, a colocação de uma coroa de aço inoxidável pode manter o dente anquilosado em função oclusal e evitar a extrusão de um dente na arcada oposta. Pode ser colocado um mantenedor de espaço que não só proteja a dimensão mesiodistal, mas que também forneça uma função oclusal, evitando a supraerupção.

Um dente primário anquilosado pode também impedir a erupção atempada do dente permanente seguinte. A condição pode estabelecer uma impactação do dente permanente ou desviar sua direção de erupção, causando uma alteração no comprimento total da arcada. Um dente decíduo anquilosado deve ser observado de perto e removido na altura normal de esfoliação, desde que o dente não esteja a prejudicar o desenvolvimento normal.

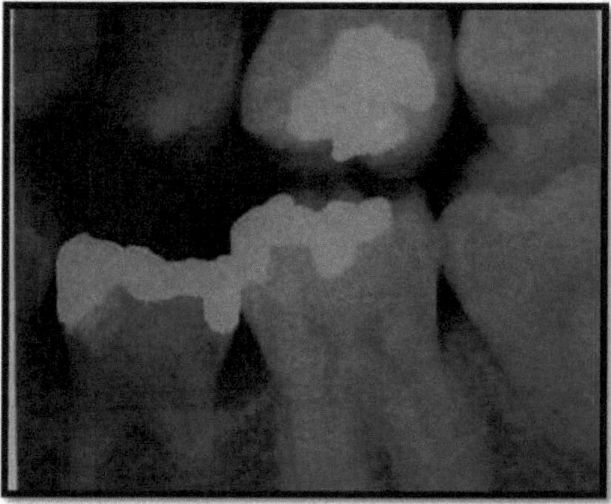

**Figura 37: Segundo molar inferior primário anquilosado levando à inclinação mesial do primeiro molar inferior permanente**

## EXTRACÇÃO DE DENTES SOBRE-RETIDOS[25]

Normalmente, o dente decíduo passa por um sistema ordenado e cronometrado de reabsorção radicular com eventual esfoliação juntamente com o seu antímero. Não é raro observar-se que um determinado dente está sobre-retido. Uma radiografia revelará uma raiz que não reabsorveu ou um processo de reabsorção que está incompleto. Pode haver um histórico de lesões repetidas nos dentes decíduos anteriores. No caso do segundo molar inferior primário, uma raiz pode reabsorver completamente enquanto a outra não é afetada. Ocasionalmente, essa falha na reabsorção é devida a um dente em desenvolvimento posicionado ectopicamente (Figura 38).

Quando um dente primário está claramente sobre-retido, deve ser removido.

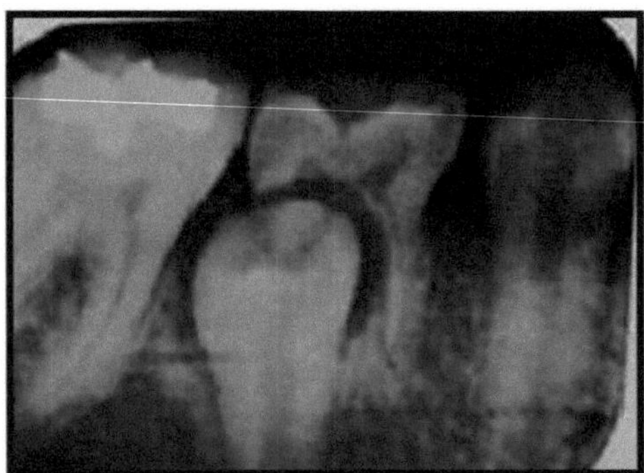

**Figura 38: Segundo molar inferior primário com retenção excessiva devido a raiz mesial não reabsorvida**

## EXTRACÇÃO DE DENTES SUPRANUMERÁRIOS[25]

O dente supranumerário pode erupcionar no alinhamento normal e desviar a posição do sucessor regular na sua erupção. Um dente supranumerário pode irromper na linha média, ocupando o espaço interproximal entre os incisivos centrais superiores permanentes. Esse tipo de dente é chamado de mesiodens. Um dente supranumerário pode ser impactado ou ficar em quase todas as posições, desviando ou impedindo a erupção de um dente permanente.

A remoção de um dente supranumerário pode, por vezes, exigir uma análise cuidadosa **Primosch RE (1981)**[38] . Em alguns casos, é necessário determinar qual é o dente supranumerário e qual é o dente normal. Portanto, o dente supranumerário deve ser sacrificado. A remoção do dente varia desde a simples eliminação de um dente bem posicionado até a extração complicada de um dente mal posicionado ou impactado.

**Tratamento cirúrgico dos dentes supranumerários[39] (Figura 39)**

Um dos procedimentos cirúrgicos mais comuns realizados pelos odontopediatras é a remoção de dentes supranumerários impactados ou não irrompidos. O mesiodens é o dente supranumerário mais comum. Recomenda-se a sua remoção assim que for detectado. A remoção de dentes supranumerários é mais fácil em crianças muito pequenas (menos de 5 anos). Em muitos casos, eles são encontrados superficialmente na placa óssea palatina, assim que o retalho palatino é elevado. A remoção torna-se um pouco mais difícil após a erupção dos incisivos permanentes, pois mais osso cobre o dente supranumerário não irrompido.

A posição do dente é primeiro confirmada através da realização de duas radiografias utilizando a técnica de deslocamento do tubo (regra SLOB). Os mesiodens supranumerários podem ser vistos em posição normal ou invertida. A remoção deste é feita após a elevação de um retalho palatino. Na maioria das vezes, a remoção do osso palatino para descobrir o dente supranumerário é necessária em crianças de idade mais avançada (após a erupção dos incisivos permanentes). Uma vez que o dente esteja adequadamente exposto, os autores preferem remover o dente supranumerário com uma pinça de artéria. Em seguida, o retalho palatino é recolocado na sua posição original e suturado. Ocasionalmente, dois ou mais dentes supranumerários precisam ser removidos.[39] Quando o mesiodens está localizado numa posição invertida, a localização do dente após a remoção do osso pode ser difícil. Como o dente está invertido, durante a remoção do osso, a primeira porção do dente que fica exposta é a raiz.

A diferenciação entre cemento e osso requer experiência clínica e discernimento. Por conseguinte, a tentativa de remover mesiodens invertidos deve ser efectuada com precaução.

Os dentes supranumerários, se deixados no lugar, podem causar o seguinte problemas:

1. Atraso na erupção dos dentes permanentes
2. Alteração da trajetória de erupção dos dentes permanentes
3. Dilaceração ou desenvolvimento anormal da raiz dos dentes permanentes
4. Diastema
5. Causa mordida cruzada anterior nos dentes anteriores permanentes
6. Oclusão anormal

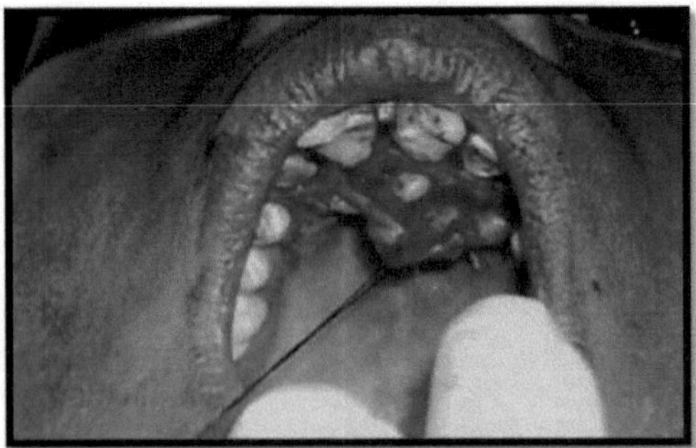

**Figura 39: Remoção cirúrgica de dentes supranumerários**

**Tratamento cirúrgico de caninos afectados[39] (Figura 40)**

O tratamento de caninos impactados pode exigir uma abordagem interdisciplinar. Antes da exposição cirúrgica do canino, deve ser estabelecido um plano de tratamento pós-cirúrgico definitivo.

Existem diferentes opções de tratamento para descobrir os caninos afectados:

1. Exposição cirúrgica e reposicionamento ortodôntico
2. Reposicionamento cirúrgico
3. Remoção cirúrgica de caninos impactados
4. Transplante de caninos impactados para a posição normal

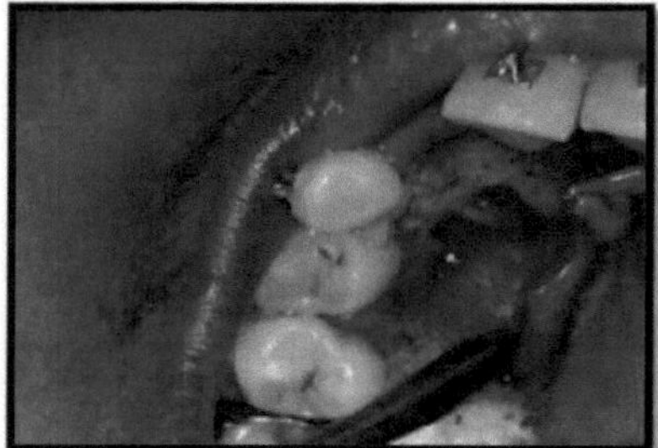

**Figura 40: Exposição cirúrgica de canino impactado**

## TÉCNICAS DE SUTURA[40]

**Sutura simples interrompida**

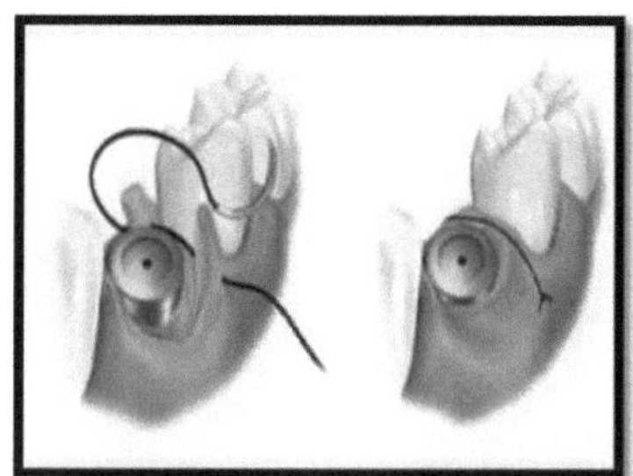

**Figura 41: Sutura simples interrompida**

É o mais utilizado. É inserido individualmente através do lado da ferida e atado com um nó de cirurgião (Figura 41).

**Simples contínuo/em execução**

É colocada uma sutura interrompida simples e a agulha é reinserida de forma contínua, de modo a que a sutura passe perpendicularmente à linha de incisão em baixo e obliquamente em cima. Termina passando um nó sobre a extremidade não apertada da sutura (Figura 42).

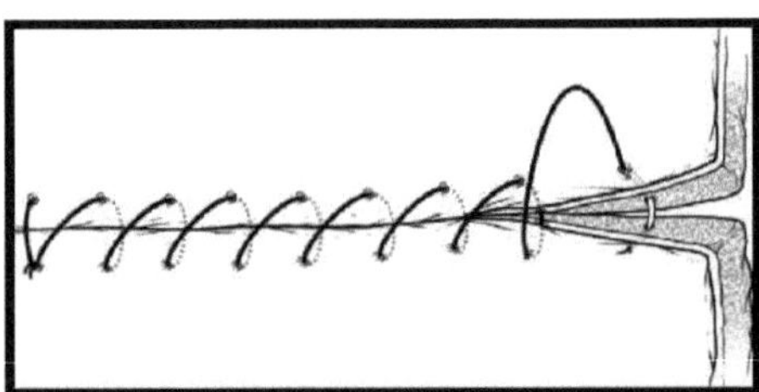

**Figura 42: Sutura contínua simples**

**Bloqueio contínuo/cobertor**

É semelhante ao contínuo, mas o travamento se dá pela retirada da sutura através de sua própria alça (Figura 43). É indicada em áreas edêntulas longas, tuberosidade ou área retromolar.

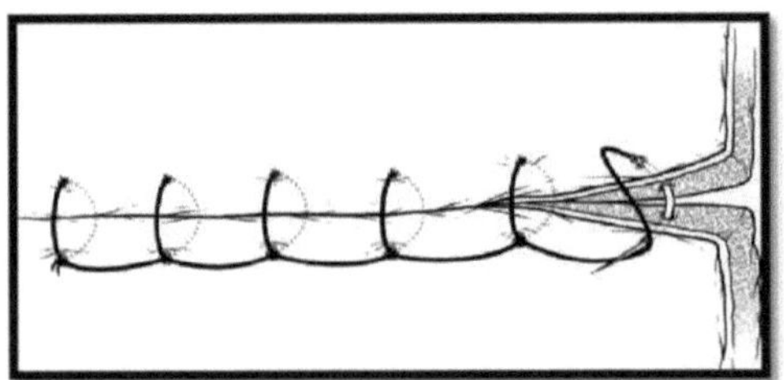

**Figura 43: Sutura contínua de bloqueio**

**Colchão vertical Colchão vertical interno**

Passa a 2 níveis, um profundo para dar apoio e adução das superfícies da ferida em profundidade e um superficial para aproximar e everter os bordos. É utilizada para fechar feridas profundas. A agulha é passada de um bordo para o outro e novamente do último bordo para o punho e dá um nó (Figura 44). Quando a agulha é trazida de volta da segunda aba para a primeira, a profundidade de penetração é mais superficial (Figura 45).

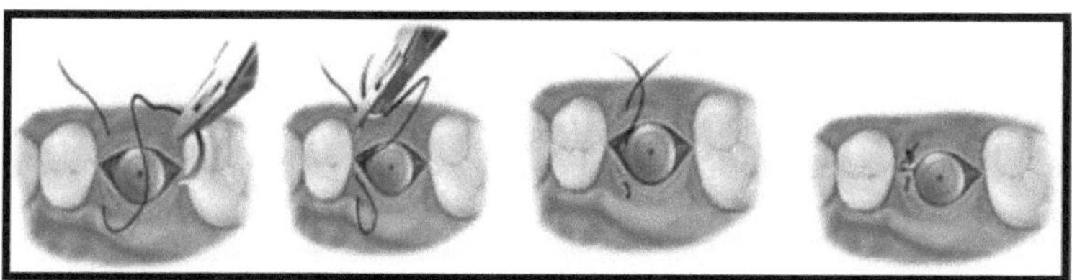

**Figura 44: Sutura vertical interna do colchão**

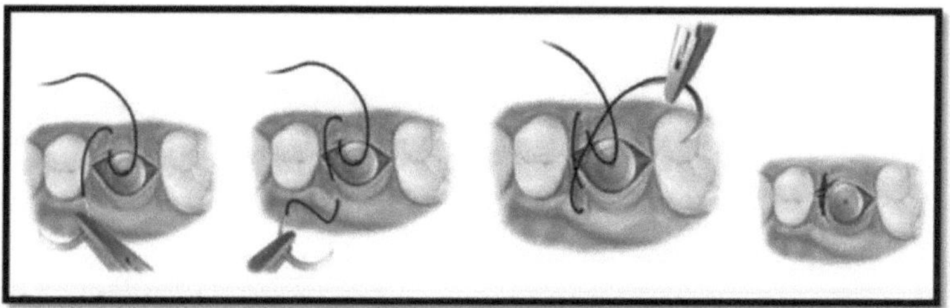

**Figura 45: Sutura vertical externa do colchão**

**Sutura de colchão horizontal**

Evolui as margens da mucosa, pondo em contacto áreas maiores de tecido cru. Por isso, é utilizado para fechar deficiências ósseas, como fístulas oroantrais ou cavidades quísticas (Figura 46).

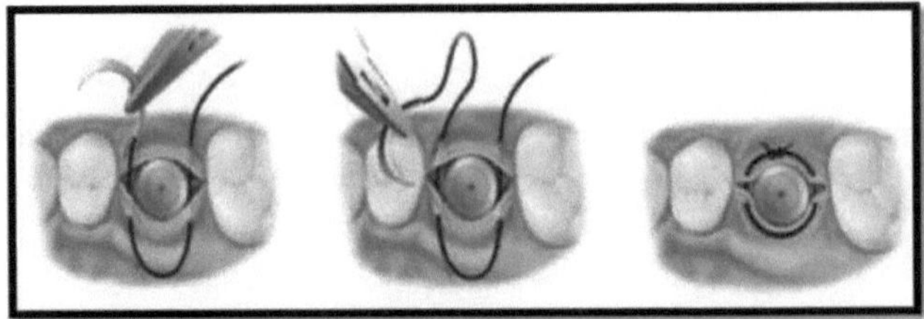

**Figura 46: Sutura horizontal do colchão**

**Sutura cruzada (Crisscross)**

Esta sutura é usada sobre espaços edêntulos (Figura 47). Ao iniciar esta técnica, uma agulha de 3/8 de círculo penetra ao nível da junção mucogengival na linha mesiovestibular, percorre horizontalmente sob o retalho e emerge no ângulo da linha distovestibular, o procedimento é feito na face lingual, o material de sutura atravessa o campo cirúrgico, amarrando o nó de sutura na face vestibular formando uma cruz no retalho (Figura 49).

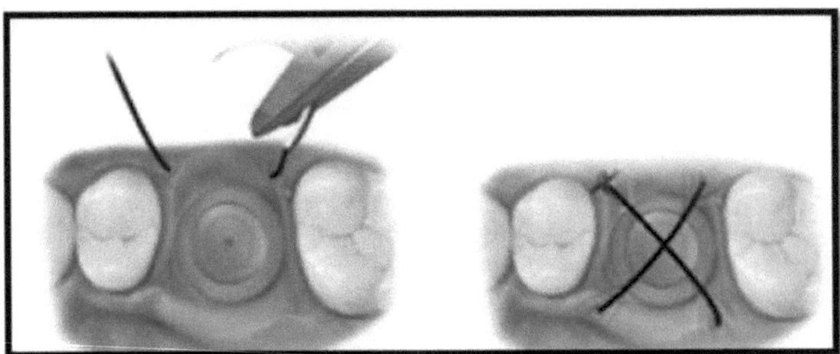

**Figura 47: Sutura cruzada**

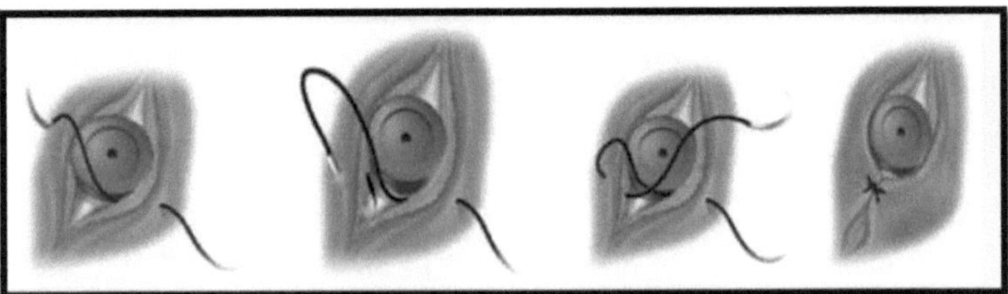

Figura 48: Sutura figura 8

**Sutura sobre um único dente**

A agulha de corte invertido de 3/8 de círculo é primeiro passada sob o ponto de contacto distal da papila interdental mais distal (Figura 49). Em seguida, a agulha de sutura atravessa o lado interior do retalho cirúrgico elevado a 3 mm da ponta da papila, passa a agulha de sutura novamente por baixo do ponto de contacto, depois passa por baixo do ponto de contacto seguinte em direção mesial e, em seguida, a agulha atravessa a superfície interior do retalho cirúrgico elevado a 3 mm da ponta da papila interdentária, depois passa a agulha novamente por baixo do ponto de contacto, atando o nó de sutura nos tecidos não elevados.

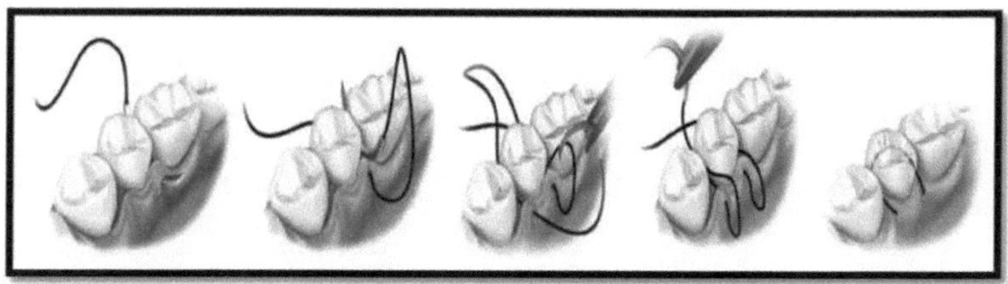

Figura 49: Sutura de funda

**Técnica de sutura periosteal**

A técnica de sutura periosteal envolve a penetração dos tecidos periodontais/periimplantares e do periósteo até ao osso (Figura 50), seguida da rotação da agulha na direção em que começou, enquanto penetra novamente através do periósteo e depois através do tecido queratinizado. Uma rotação de 180° da agulha agarrando o periósteo, a agulha é movida ao longo do osso abaixo do periósteo, rotação em torno do corpo da agulha, permitindo que a ponta saia do periósteo e do tecido.

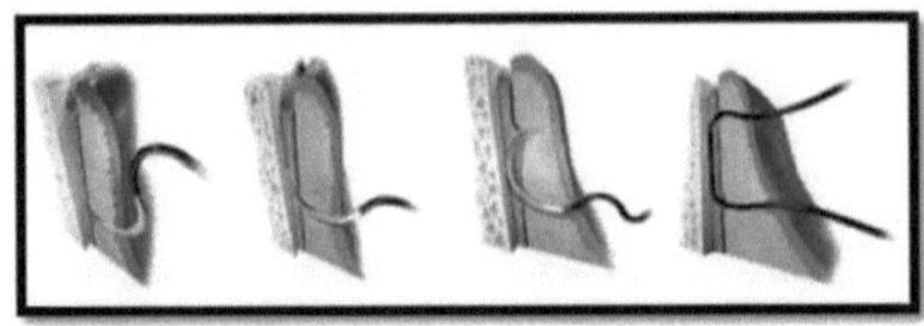

**Figura 50: Sutura periosteal**

**Instruções pós-operatórias[41]**

Para isso, é preciso ter cuidado e atenção especiais nos próximos dias. Dá as seguintes instruções aos pais da criança:

- Dormência: A boca ficará dormente durante aproximadamente 2 a 4 horas. Observa para ver se o teu filho não morde, arranha ou magoa a bochecha, os lábios ou a língua durante este período
- Hemorragia: A hemorragia foi controlada antes de darmos alta ao teu filho, mas pode ocorrer alguma exsudação ocasional (saliva cor-de-rosa ou com sangue). Segura uma gaze com uma pressão firme contra o local da cirurgia até que o sangramento pare. Poderás ter de mudar a gaze ou repetir este passo. Se a hemorragia persistir durante mais de 2 horas, contacta o médico/dentista
- Cuidados com o local da cirurgia: Não perturbes o local da cirurgia hoje. Não estiques os lábios ou as bochechas para olhar para a zona. Não enxagues vigorosamente, não uses elixir bucal nem sondes a zona com os dedos ou outros objectos. A partir de amanhã, podes lavar a boca com água morna salgada (½ colher de chá de sal com 1 chávena de água) depois das refeições
- Suturas: Podem ser colocadas suturas (pontos) para ajudar a controlar a hemorragia e promover a cicatrização. Estas suturas dissolvem-se e não precisam de ser removidas ou serão removidas na tua consulta de seguimento. Se os pontos saírem durante as

primeiras 48 horas, contacta o médico/dentista

- Actividades diárias: Evita o exercício físico e o esforço hoje. Regressa às actividades normais conforme tolerado.
- Dieta: Depois de a hemorragia ter parado, o doente pode beber líquidos frescos sem gás, mas não deve usar uma palhinha. Incentiva a ingestão de líquidos para ajudar a evitar a desidratação. Os alimentos moles e frios (por exemplo, gelado, geleia, pudim e iogurte) são ideais para o primeiro dia. No segundo dia, a consistência dos alimentos pode progredir de acordo com a tua tolerância. Até a cicatrização estar mais consolidada, evita alimentos como nozes, sementes de girassol e pipocas, que podem ficar alojados nas áreas cirúrgicas
- Higiene oral: É essencial manter a boca limpa. Os dentes podem ser escovados suavemente com fio dental, mas evita estimular o local da cirurgia. A dor e o inchaço podem não permitir uma escovagem vigorosa de todas as áreas, mas faz todos os esforços para limpar os dentes dentro dos limites do conforto
- Dor: Como é de esperar algum desconforto, podes dar ao teu filho um analgésico ligeiro antes de a dormência passar. Segue a prescrição do teu dentista.

**COISAS PARA VER**

- Inchaço: Pode ocorrer um ligeiro inchaço e inflamação durante os 2 dias seguintes. Se ocorrer inchaço, podem ser utilizados sacos de gelo durante as primeiras 24 horas (10 min. e depois 10 min.) para diminuir o inchaço e/ou as nódoas negras. Se o inchaço persistir após 24 horas, podem ser utilizadas compressas mornas/húmidas (10 min. e 10 min.). Se o inchaço ocorrer após 48 horas, contacta o médico/dentista
- Febre: Não é invulgar ter febre ligeira (temperatura até 100,5°F) nas primeiras 48

horas após a cirurgia. Se a febre aumentar ou se persistir, contacta o médico/dentista

- Alveolamento seco: A dissolução prematura ou a perda de um coágulo sanguíneo após a remoção de um dente permanente pode resultar num "alvéolo seco". Isto ocorre normalmente no terceiro a quinto dia após a extração, com dor latejante persistente no maxilar. Contacta o médico/dentista se isto ocorrer
- Acompanhamento: Marca a próxima visita do teu filho para um acompanhamento

## MEDICAMENTOS PÓS-EXTRACÇÃO[38]

Os medicamentos após as extracções devem ser recomendados apenas quando necessário. A utilização de antibióticos após as extracções não é normalmente necessária. A extração remove o foco da infeção, o que facilita a drenagem do pus ou do abcesso. Os analgésicos podem ser administrados SOS. O ibuprofeno ou o paracetamol ou uma combinação de ambos são os analgésicos administrados por rotina. Após uma extração de um dente primário móvel, não são necessários analgésicos nem antibióticos. Se for necessária a administração de antibióticos antes da extração, esta pode ser continuada após a extração até ao fim do tratamento.

Os analgésicos (Quadro 3) e os antibióticos (Quadro 4) habitualmente utilizados em crianças são apresentados a seguir:

**Quadro 3: Analgésicos utilizados habitualmente em crianças[42]**

| Paracetamol | Children < 12 years: 10-15 mg/kg/dose every 4-6 hours as needed<br>(Maximum 90 mg/kg/day but do not exceed 2.6g/day)<br>Children > 12 years and adults: 325-650 mg every 4-6 hours |
|---|---|
| Nimesulide | 5 mg/kg/day divided every 8-12 hours |
| Diclofenac sodium | 2-3 mg/kg/day in divided doses |
| Ibuprofen | Children < 12 years: 4-10 mg/kg/dose every 6-8 hours as needed 40 mg/kg/day (maximum)<br>Children 12 years: 200 mg every 4-6 hours as needed (maximum 1.2 g/day) |

**Quadro 4: Antibióticos utilizados habitualmente em crianças[42]**

| Drugs | Pediatric dose |
|---|---|
| Amoxicillin | Infants > 3 months, children and adolescents<40 kg: 20-40 mg/kg/day in divided doses every 8 hours (maximum single dose 500 mg)<br>OR 25-45 mg/kg/day in divided doses every 12 hours (maximum single dose 875 mg) |
| Amoxicillin + Clavulanic acid | Children > 3 months of age upto 40 kg: 25-45 mg/kg/day in doses divided every 12 hours<br>Children > 40 kg and adults: 500-875 mg every 12 hours |
| Azithromycin | Children > 16 years and adults: 250-600 mg one time/day or 1-2 gram as a single dose |
| Metronidazole | ➢ For anaerobic skin and bone infections<br>Children: 30/mg/day in divided doses every 6 hours<br>Adolescents and adults: 7.5 mg/kg every 6 hours<br>➢ For periodontal disease, including necrotizing ulcerative gingivitis:<br>Adolescents and adults: 250 mg every 6-8 hours for 10 days<br>➢ For aggressive oral infections:<br>250 mg three times/day with amoxicillin (250-375 mg three times/day) for 7-10 days |

# Complicações da exodontia

COMPLICAÇÕES DA EXODONTIA[35]

**A) Complicações operatórias**

**(i) Fratura do dente:**

Isto é comum, especialmente quando se utilizam fórceps para a extração. Os dentes não vitais são particularmente propensos a fracturas. Um movimento súbito da criança também pode causar a fratura do dente. Em ambos os casos, o fragmento da raiz deve ser removido. Ao tratar uma fratura da raiz de um dente primário, o operador deve ter em conta que a remoção da ponta da raiz pode causar danos ao dente sucessor, enquanto que deixar a ponta da raiz pode causar infeção pós-operatória e atrasar a erupção do sucessor permanente. Se a raiz do dente puder ser removida facilmente, deve ser removida. Se a raiz do dente for muito pequena, localizada profundamente no alvéolo, situada nas proximidades do sucessor permanente ou não puder ser removida após várias tentativas, deixa-a para ser reabsorvida, pois pequenos fragmentos dentro do osso são bem tolerados.

**(ii) Lesões em dentes adjacentes ou sucessivos:**

Isto inclui o desprendimento ou avulsão de dentes adjacentes, geralmente atribuídos a uma técnica incorrecta. Durante a extração de um dente decíduo, pode ocorrer trauma no sucessor permanente subjacente. Isto é especialmente verdadeiro se um forcep for forçado através da área furcal do molar decíduo. A aplicação de uma técnica correta pode evitar este contratempo.

**(iii) Lacerações gengivais e da mucosa:**

A fixação incorrecta dos instrumentos pode levar a perfurações ou lacerações acidentais dos tecidos orais. O movimento súbito do doente também pode causar tais lacerações.

A ferida deve ser limpa de materiais estranhos e irrigada com solução salina isotónica. Os tecidos devem então ser aproximados e suturados camada a camada.

**(iv) Hemorragia:**

As lacerações das mucosas podem causar hemorragia excessiva. A hemorragia excessiva também pode ser observada em doenças sistémicas como discrasias sanguíneas, distúrbios da tiroide, diabetes ou em doentes sob terapêutica anticoagulante. Na maioria dos doentes, a hemorragia pode ser controlada com uma compressa de pressão com gaze. Se a hemorragia for grave, pode ser utilizada cera de osso ou uma esponja hemostática.

**(v) Problemas de ATM:**

Durante as extracções de molares mandibulares, é colocada uma tensão considerável nos ligamentos da ATM. Isto pode resultar em dor pós-operatória e limitação do movimento da mandíbula. Isto pode ser evitado através do apoio da mandíbula e da utilização de blocos de mordida de borracha.

**B) Complicações pós-operatórias:**

**(i) Hemorragia:**

Um ligeiro derrame de sangue após a extração durante várias horas é considerado normal, mas uma hemorragia persistente que não possa ser controlada com compressas de pressão ou com a utilização de um saco de gelo necessita de um tratamento definitivo. Deve ser efectuado um exame completo do alvéolo. O coágulo deslocado deve ser removido e pode ser aplicada uma pequena quantidade de agente hemostático local. Podem ser feitas suturas para controlar a hemorragia. Quando não for possível aproximar os tecidos, deve ser colocada uma esponja de gelatina no alvéolo. Se a hemorragia persistir, deves pedir ajuda a um especialista.

**(ii) Inchaço:**

Após qualquer procedimento cirúrgico, é comum o aparecimento de edema inflamatório. No entanto, a laceração dos tecidos moles, o traumatismo do periósteo, a retração descuidada dos retalhos e a irritação por fragmentos ósseos são as causas mais comuns de edema excessivo. Os bochechos com soro fisiológico isotónico morno a cada 3 a 4 horas são úteis na resolução do edema.

**(iii) Dores:**

A dor pós-extração superior a 3 a 5 dias é sugestiva de infeção. Geralmente envolve o osso alveolar (osteíte alveolar ou alvéolo seco).

**(iv) Tomada seca:**

A osteíte alveolar é uma doença em que se verifica uma perda de coágulo sanguíneo do alvéolo. A supuração e o odor desagradável acompanham a dor irradiada intensa. Os sintomas começam 3-5 dias após a extração. O tratamento é direcionado para o alívio da dor. A curetagem é estritamente contra-indicada, uma vez que predispõe o doente para a infeção e também destrói as tentativas anteriores de cicatrização. A terapia local consiste em bochechos com soro fisiológico morno ou uma solução diluída de peróxido de hidrogénio. É útil a aplicação tópica de um obtundante ou de um anestésico local (benzocaína).

## VÁRIAS EMERGÊNCIAS MÉDICAS[35]

### 1. síncope

É causada por isquemia cerebral secundária a uma vasodilatação ou a um aumento do leito vascular periférico com uma queda correspondente da pressão arterial. Nem sempre está associada a perda de consciência.

As manifestações clínicas precoces da síncope são sensação de calor, transpiração intensa, tonturas, náuseas e ritmo cardíaco acelerado. As manifestações clínicas tardias incluem dilatação papilar, hiperpneia, extremidades frias, hipotensão, bradicardia, distúrbios visuais, tonturas e perda de consciência.

**Sinais e sintomas de síncope:**

- Bradicardia
- Palidez
- Pele fria e pegajosa
- Pupilas dilatadas
- Pulso fraco
- Perda de consciência

Tratamento da síncope

- Interrompe o procedimento
- O doente deve ser colocado numa posição semi-inclinada com as pernas elevadas para facilitar o fluxo sanguíneo para o cérebro (Figura 51)
- A roupa do doente deve ser desapertada

- O doente deve ser instruído a respirar fundo
- Se o doente estiver consciente, melhora o retorno venoso
- Estabelece uma via aérea livre com o método de inclinação da cabeça e elevação do queixo
- Verifica a respiração, a circulação e controla os sinais vitais
- Se necessário, deve ser administrada ventilação artificial
- Administrar oxigénio a 100% para aumentar o fornecimento de oxigénio ao cérebro
- O inalador de amoníaco actua como estimulante e pode ser utilizado.
- O doente deve ser tranquilizado.
- Os factores que causam a síncope devem ser determinados e a recorrência deve ser prevenida.

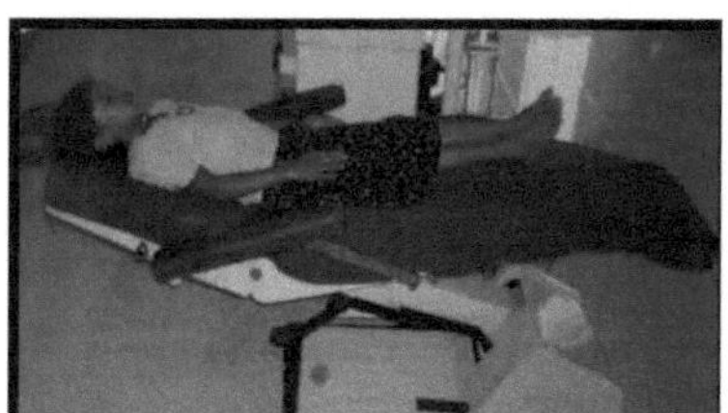

**Figura 51: Posição semi-inclinada**

## 2. Anafilaxia:

A anafilaxia/choque anafilático é o resultado de uma reação alérgica grave a uma substância à qual a pessoa já foi sensibilizada. É uma emergência com risco de vida e ocorre normalmente segundos depois de o doente ter sido exposto ao alergénio.

**Sinais e sintomas de anafilaxia**

- Comichão e ardor na pele com rubor

- Cianose à volta dos lábios
- Inchaço do rosto e da língua
- Edema da laringe que provoca dificuldades respiratórias
- Extremidades pálidas
- Inchaço dos vasos sanguíneos por baixo da pele
- Pulso fraco e rápido
- Tensão arterial baixa
- Tonturas
- Inquietação
- Dor e sensação de aperto no peito
- Dificuldade em respirar
- Sibilância respiratória
- Náuseas, vómitos, diarreia
- Cãibras abdominais

**Gestão:**

- A epinefrina 1:1000 I.M. (0,01 mg/kg) é administrada como medida para salvar vidas. O doente deve estar em posição supina após a administração da epinefrina.
- É administrada difenidramina 10-25 mg (para abrandar a libertação de histamina).
- Deve ser administrado oxigénio se a criança apresentar sinais de dificuldade respiratória.
- A hidrocortisona 100 mg pode ser administrada por via intravenosa, seguida de corticosteróides orais de 6 em 6 horas.
- Se necessário, podem ser administrados fluidos intravenosos para tratar o

desequilíbrio de fluidos.

3. **Tem um ataque epilético:**

É uma doença que resulta de uma descarga súbita de estímulos por parte dos neurónios cerebrais, resultando em movimentos convulsivos.

**Tipos de ataques epilépticos:**

Convulsão de Grand-Mal: Caracteriza-se por convulsões tónico-clónicas, cianose e perda de consciência.

Crise de Petit-mal: É um estado de transe com ausência de perturbações motoras.

**Sinais e sintomas de ataques epilépticos:**

- O corpo fica rígido e depois sacode-se violentamente
- As mandíbulas estão fechadas
- Espuma nos cantos da boca
- Pode ocorrer perda de consciência

**Gestão:**

- Interrompe imediatamente o tratamento dentário.
- Certifica-te de que o doente não se magoa.
- Mantém a via aérea posicionando o doente lateralmente.
- Desaperta a roupa do doente e deixa-o relaxar.
- Se a convulsão continuar, deves procurar imediatamente assistência médica.
- Pode ser necessária a administração intravenosa de diazepam 0,03 mg/kg

lentamente

para controlar as convulsões.

## 4. Ataque asmático agudo:

Ocorre devido à incompetência pulmonar, que resulta da broncoconstrição e da formação de tampões mucosos. Caracteriza-se por sibilos expiratórios.

**Sinais e sintomas de um ataque asmático agudo:**

- Dificuldade em respirar
- Sibilos expiratórios
- Espirros, sons ofegantes ao tentar respirar
- Tosse espasmódica e improdutiva
- Cianose

**Gestão:**

- Mantém o doente na posição vertical, uma vez que a posição supina deixa o doente sem respiração.
- Broncodilatador - Salbutamol 100 microgramas/puff. Podem ser dadas 2 inalações através de um nebulizador (Figura 52).
- 0,5 ml de epinefrina 1:1000 (1mg/ml) devem ser administrados por via subcutânea.
- Administração de oxigénio a 100%
- Manter a permeabilidade das vias respiratórias
- Antes de planeares qualquer outro tratamento, deves consultar um médico e pedir ao doente que leve consigo a sua medicação de rotina para a clínica em todas as consultas.

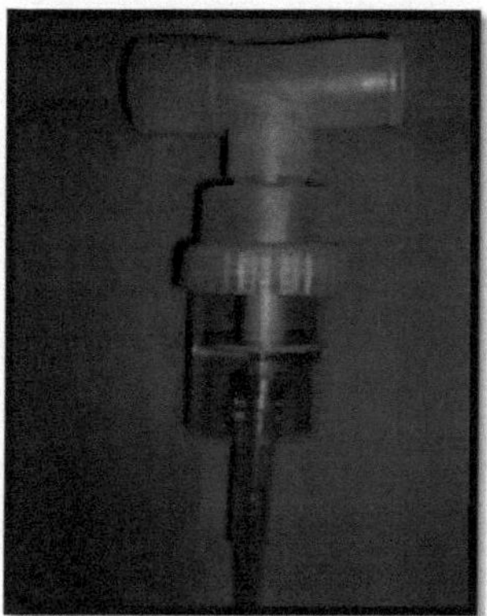

**Figura 52: Nebulizador**

## 5. Obstrução respiratória:

A posição do doente e a utilização de instrumentos dc pequenas dimensões durante os procedimentos dentários aumentam o risco de deslizamento acidental e aspiração de objectos estranhos. Isto pode levar à obstrução do trato respiratório superior ou inferior.

**Sinais e sintomas de obstrução respiratória:**

- Engasgamento
- Segurar o pescoço
- Tosse
- Cianose
- Perda de consciência

**Gestão:**

**a) Tratamento da obstrução das vias aéreas superiores:**

- A aspiração deve ser efectuada com uma bomba de grande volume.

- Se a sucção não ajudar, a criança é virada para o lado e pede-se-lhe que tussa com força. A isto chama-se uma "manobra de emese".
- Introduz um dedo na boca do doente e faz-se uma varredura do dedo.
- Abre-se bem a boca do doente para ver se há algum objeto visível. Se estiver visível, deve ser retirado com a ajuda de uma pinça.

Se o objeto não for removido, utilizar a "manobra de Heimlich" (Figura 53). Esta manobra consiste em rodear o doente por trás, com os braços do operador por baixo do esterno do doente. Dá-se um aperto súbito e forte na direção ascendente. Isto empurra o diafragma, criando uma pressão negativa que resulta numa tosse assistida. Isto ajuda a expulsar o objeto estranho.

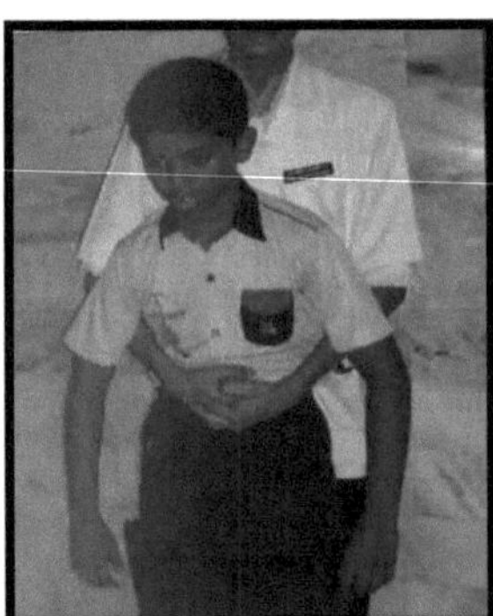

**Figura 53: Manobra de Heimlich**

**b) Tratamento da obstrução das vias aéreas inferiores:**

Em caso de obstrução das vias aéreas inferiores, o objeto estranho está geralmente alojado no lobo basal posterior direito do pulmão. Quando ocorre uma emergência deste tipo, devem ser tomadas as seguintes medidas:

- Informa os pais

- Encaminhar a criança para um exame radiográfico do tórax/abdómen, a fim de avaliar a posição do objeto
- O objeto pode ser removido por broncoscopia por um médico qualificado.

**6. Hipoglicemia:**

É uma emergência observada em crianças que sofrem de diabetes juvenil.

**Factores predisponentes:**

- Overdose de insulina
- Stress
- Perde a refeição

É imperativo reconhecer esta condição. Um diabético em colapso deve ser considerado hipoglicémico, a menos que se prove o contrário.

**Sinais e sintomas de hipoglicemia:**

- Desorientação
- Irritabilidade
- Sonolência
- Perda de consciência

**Gestão:**

- Se o doente estiver consciente, administra glucose oral sob qualquer forma
- Se o doente estiver inconsciente, administra 50 ml de dextrose a 20% I.V. ou 1 ml de glucagon I.M.
- Chama a assistência médica

## 5. Hiperglicemia:

Esta condição também é observada em crianças com diabetes juvenil juntamente com cetose.

**Factores predisponentes:**

- Vómitos
- Hiperventilação

**Sinais e sintomas de hiperglicemia:**

- Desidratação
- Boca seca
- Respiração de acetona
- Hipotensão

**Gestão:**

- Reidratação com fluidos intravenosos
- Chama a assistência médica.

## 6. Crise adrenal:

Os doentes sob terapêutica com corticosteróides a longo prazo apresentam uma resposta suprimida a estímulos stressantes. Se o doente tiver recebido corticosteróides durante o último ano ou estiver a fazer terapêutica com esteróides, a dose de esteróides deve ser duplicada e administrada 30 minutos antes do procedimento. Se o esteroide for continuado abruptamente, pode levar a uma crise adrenal.

**Sinais e sintomas de crise adrenal:**

- Palidez
- Pulso rápido e fraco
- Diminui a tensão arterial
- Perda de consciência

**Gestão:**

- Coloca o paciente em posição supina
- Administra 200 mg de hidrocortisona I.V.
- Mantém a permeabilidade das vias respiratórias
- Administrar oxigénio
- Chama a assistência médica

**7. Toxicidade do medicamento:**

A administração de medicamentos adequados em doses corretas é importante. A toxicidade resulta da administração de doses incorrectas de medicamentos. A extensão das complicações depende da concentração do fármaco no soro. A via de administração do fármaco também desempenha um papel importante, por exemplo, a injeção intravenosa do fármaco resulta num início de ação mais rápido e em níveis sanguíneos mais elevados do fármaco, em comparação com a via oral.

**Sinais e sintomas de toxicidade de medicamentos:**

- Estimulação ou depressão do SNC
- Ansiedade, inquietação, tremores
- Respiração rápida

- Aumento da tensão arterial
- Convulsões
- Perda de consciência
- Perturbações visuais
- Cianose
    - Insuficiência respiratória
    - Pulso fraco

**Gestão:**

- Coloca o doente em posição supina.
- Mantém as vias respiratórias.
- A oxigenoterapia pode ser administrada como adjuvante.
- Chama imediatamente a assistência médica.
- Deve ser disponibilizado um antídoto para o medicamento.
- Pode ser necessária uma lavagem gástrica no caso de medicamentos administrados por via oral.

## Conclusão

A exodontia pediátrica é uma das experiências mais desafiantes e gratificantes da atualidade na prática da medicina dentária. O diagnóstico correto, determinado no momento adequado, seguido de uma cirurgia oral judiciosa e hábil, pode ser de primordial importância para o paciente. O crescimento e o desenvolvimento das arcadas dentárias, o alinhamento e a oclusão da dentição em desenvolvimento, bem como as necessidades totais de saúde do paciente, estão todos certamente relacionados com os juízos e cuidados profissionais adequados e atempados.[2]

O passo inicial no tratamento de um doente consiste em estabelecer um diagnóstico. O diagnóstico é desenvolvido através de um processo que envolve a recolha de um historial, exame físico e imagiologia. Uma vez tomada a decisão de efetuar a cirurgia, o médico deve visualizar os vários passos e a sua sequência, bem como as potenciais complicações e a sua gestão antes de administrar a anestesia local.[23]

No caso do doente pediátrico, deve ter-se em consideração a capacidade de cooperação do doente. Dependendo da idade do doente, da saúde sistémica e da cirurgia planeada, o médico pode considerar a utilização de sedação inalatória com óxido nitroso, sedação oral, sedação intramuscular, sedação intravenosa ou uma combinação destas modalidades. Independentemente da via de administração do agente ou da seleção do agente farmacológico, a principal consideração na sedação de um doente pediátrico é a profundidade da sedação obtida. A sedação oral e o óxido nitroso são os agentes mais utilizados no consultório dentário pediátrico.[23]

Os princípios gerais que se aplicam tanto ao paciente adulto como ao pediátrico incluem anestesia profunda, técnica asséptica, visibilidade e estabilidade do local da cirurgia. A obtenção de anestesia profunda depende do conhecimento da anatomia da segunda e terceira divisões do nervo trigémeo.

A exodontia simples no paciente pediátrico requer modificações mínimas em relação à utilizada no adulto. Os conceitos que podem ditar uma ligeira modificação incluem os seguintes: (1) o dentista deve estar ciente da proximidade entre o dente decíduo e o dente sucessivo; (2) as raízes não reabsorvidas dos dentes decíduos serão longas, finas e potencialmente divergentes.

As indicações para extracções em crianças são muito semelhantes às dos pacientes adultos: cáries não restauráveis, doença apical, fracturas de coroas ou raízes, retenção prolongada de dentes decíduos devido a reabsorção radicular inadequada ou anquilose, dentes impactados e dentes supranumerários. O dentista deve compreender o crescimento e o desenvolvimento do doente pediátrico para poder avaliar e diagnosticar as situações com que o doente pediátrico se depara. Por exemplo, o dentista deve ter conhecimento do padrão de erupção dos dentes decíduos e permanentes. A erupção atrasada, especialmente quando assimétrica, é frequentemente uma indicação de uma anormalidade. Os levantamentos radiográficos dos dentes a serem extraídos são de suma importância. O dentista deve observar o tamanho e o contorno das raízes primárias, a quantidade e o tipo de reabsorção, a relação das raízes com os dentes sucessores e a extensão da doença. Extrair um dente é um exercício de administração de uma força controlada, de forma lenta e deliberada, para expandir o alvéolo e romper os ligamentos periodontais, de modo que o dente possa ser removido atraumaticamente da mandíbula. O segundo passo na extração de um dente é a utilização de um elevador dentário. O último passo na extração de um dente é a remoção do dente com uma pinça, que deve ser adequadamente selecionada. Existem vários fórceps disponíveis em tamanhos mais pequenos para o paciente pediátrico.[23]

Podem ocorrer complicações locais como fratura de dentes, lesão de dentes adjacentes ou sucedâneos, lacerações gengivais e da mucosa, hemorragia, problemas da ATM, alvéolos secos, dor e inchaço.

As crianças ficam apreensivas com a administração de anestésicos locais e com as extracções. O médico tem de ser suficientemente hábil para erradicar a ansiedade da criança e tornar a extração tão indolor quanto possível. Isto pode ser conseguido através de um conhecimento profundo da anatomia oral pediátrica e de uma perícia hábil das técnicas de exodontia pediátrica. Assim, devido a estas diferenças anatómicas, fisiológicas e emocionais entre as crianças e os pacientes adultos, os dentistas pediátricos têm de estar completamente conscientes das exodontias pediátricas.

## Bibliografia


1. Jain A. Princípios e técnicas de exodontia. Cirurgia Oral e Maxilofacial para o Clínico. Singapore: Springer; 2021.

2. Hale ML. Exodontia pediátrica. Dent Clin N Am. 1966;10(2):405-19.

3. Datarkar AN. Pratica a exodontia. Nova Deli: Jaypee Brothers Publishers; 2007.

4. Hughes C. Razões para extracções dentárias em crianças. Pediatr Dent. 2001;23(2):109- 12.

5. Maslak EE, Fomenko IV, Kasatkina AL, Kamennova TN, Khmizova TG, Nikitina KV, et al. Razões para a extração de dentes decíduos em crianças com idades compreendidas entre 1 e 14 anos: um estudo retrospetivo. PalArch's J Arch Egyptol. 2020;17(6):13947-64.

6. Bennion E. Antique dental instruments. Londres: Sotheby Parke Bernet Publications; 1986.

7. Kumar A. A medicina dentária em perspetiva histórica. Int J Oral Care Res. 2013;1(2):51-4.

8. Borle RM. Livro-texto de cirurgia oral e maxilofacial. Nova Deli: JP Medical Publications; 2014.

9. Anel ME. Dentistry: an illustrated history. Nova Iorque: Abradale Press; 1985.

10. Atkinson HF. Alguns dos primeiros instrumentos de extração dentária, incluindo o pelicano, pássaro ou machado? Aust Dent J. 2002;(2):90-3.

11. Tandon S. Livro-texto de Pedodontia. 3rd edition. Nova Delhi: publicação Paras; 2018.

12. Wright GZ, Weinberger SJ, Marti R, Plotzke O. A eficácia da anestesia por infiltração na região do molar primário mandibular. Pediatr Dent.1991;13(5):278-83.

13. Sharaf AA. Avaliação da infiltração mandibular versus anestesia de bloqueio em odontopediatria. ASDC J Dent Child.1997;64(4):276-81.

14. Ogle OE, Mahjoubi G. Anestesia local: agentes, técnicas e complicações. Dent Clin. 2012;56(1):133-48.

15. Malamed SF. Armamentário adicional. Manual de Anestesia Local. 6th edition. St. Louis: Mosby; 2013:110-2.

16. Jayakaran TG, Vignesh R, Shankar P. Local anesthetics in pediatric dental practice. Res J Pharm Technol. 2019;12(8):4066-70.

17. Moore PA, Hersh EV. Anestésicos locais: farmacologia e toxicidade. Dent Clin. 2010;54(4):587-99.

18. Troutman KC. Gestão farmacológica da dor e da ansiedade em pacientes pediátricos. Pediatric Dentistry Total Patient Care. Filadélfia: Lea and Febiger; 1985:156-62.

19. Pinkham J, Casmassinno PS, Field HW, Mctigue DJ, Nowak A. Pediatric Dentistry, Infancy Through Adolescesce. 3rd edition. Philadelphia: WB Saunders; 1999:108-15.

20. Scott DB, Jebson PJ, Braid DP, Ortengren B, Frisch P. Factores que afectam os níveis plasmáticos de lidocaína e prilocaína. Br J Anaesth. 1972;44(10):1040-9.

21. Cannell H, Walters H, Beckett AH, Saunders A. Circulating levels of lignocaine after peri-oral injections. Br Dent J. 1975;138(3):87-93.

22. Becker DE, Reed KL. Essenciais da farmacologia dos anestésicos locais. Anesth

Prog. 2006;53(3):98-109.

23. Dean JA, Avery DR, McDonald RE. Dentistry for the Child and Adolescent. 9th edition. St Louis: Mosby; 2011:241-52.

24. Peedikayil FC, Vijayan A. Uma atualização sobre anestesia local para pacientes pediátricos odontológicos. Anesth Essays Res. 2013;7(1):4-9.

25. Mathewson RJ, Primosch RE. Fundamentos de dentisteria pediátrica. Universidade de Michigan: Quintessence Books; 1995.

26. Kravitz ND. O uso de anestésicos tópicos compostos: uma revisão. J Am Dent Assoc. 2007;138(10):1333-9.

27. Boronat López A, Peñarrocha Diago M. Insucesso da anestesia loco-regional na prática odontológica: revisão da literatura. Med Oral Patol Oral Cir Bucal. 2006;11:10-3.

28. Wong MK, Jacobsen PL. Razões para falhas na anestesia local. J Am Dent Assoc. 1992;123(1):69-73.

29. Elicherla SR, Sahithi V, Saikiran KV, Nunna M, Challa RR, Nuvvula S. Anestesia local em odontopediatria: Uma revisão da literatura sobre técnicas e abordagens alternativas actuais. J South Asian Assoc Pediatric Dent. 2021;4(2):148-54.

30. Rao A. Princípios e prática da pedodontia. Nova Deli: JP Medical Publications; 2012.

31. Ram D, Efrat J, Michovitz N, Moskovitz M. O uso de picolés após tratamento dentário com anestesia local em pacientes pediátricos. J Clin Pediatr Dent. 2007;31(1):41-3.

32. Seward GR. Monheim's local anesthesia and pain control in dental practice. St Louis:

Mosby; 1974.

23. Welbury R, Duggal MS, Hosey MT. Paediatric dentistry. Reino Unido: Oxford University Press; 2018.

24. Kanchan HA. Essentials of pediatric dentistry. Nova Deli: Jaypee Publications; 2010.

25. Damle SG. Textbook of Pediatric Dentistry, 5th edition. Nova Deli: Arya Publications. 2018:800-63.

26. Ball IA. Equilibrando a extração de dentes decíduos: uma revisão. Int J Paediatr Dent. 1993;3(4):179-85.

27. Davis JM, Law DB, Lewis TM. Um atlas de pedodontia. Filadélfia: WB Saunders; 1981.

28. Primosch RE. Dentes supranumerários anteriores - avaliação e intervenção cirúrgica em crianças. Pediatr Dent. 1981;3(2):204-15.

29. Muthu MS, Kumar S. Pediatric dentistry. Nova Deli: Elsevier; 2011.

30. Koshak HH. Materiais e técnicas de sutura dentária. Glob J Otolaryngol. 2017;12(2):1-11.

31. Togoo RA, Meer Z, Yaseen SM, Nasim VS, Ravi KS, Khan S. Manual de instruções para pacientes que visitam clínicas de dentisteria pediátrica: A sample draft for use in dental colleges. J Dent Res Rev. 2014;1(1):50-51.

32. Marwah N. Livro-texto de odontopediatria. 4th edition. Nova Deli: JP Medical Publications; 2018.

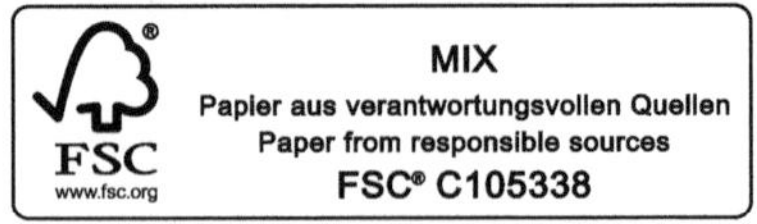


Printed by Books on Demand GmbH, Norderstedt / Germany